Cristian Mesina
Daniel Alin Cristian
Theodor Viorel Dumitrescu

Sarcoma dos tecidos moles

Cristian Mesina
Daniel Alin Cristian
Theodor Viorel Dumitrescu

Sarcoma dos tecidos moles

Revisão e experiência pessoal

ScienciaScripts

Imprint
Any brand names and product names mentioned in this book are subject to trademark, brand or patent protection and are trademarks or registered trademarks of their respective holders. The use of brand names, product names, common names, trade names, product descriptions etc. even without a particular marking in this work is in no way to be construed to mean that such names may be regarded as unrestricted in respect of trademark and brand protection legislation and could thus be used by anyone.

Cover image: www.ingimage.com

This book is a translation from the original published under ISBN 978-3-659-87149-8.

Publisher:
Sciencia Scripts
is a trademark of
Dodo Books Indian Ocean Ltd. and OmniScriptum S.R.L publishing group

120 High Road, East Finchley, London, N2 9ED, United Kingdom
Str. Armeneasca 28/1, office 1, Chisinau MD-2012, Republic of Moldova, Europe
Managing Directors: Ieva Konstantinova, Victoria Ursu
info@omniscriptum.com

Printed at: see last page
ISBN: 978-620-8-59652-1

ÍNDICE DE CONTEÚDOS:

Resumo

Os sarcomas dos tecidos moles (STS) são tumores raros e podem surgir em qualquer parte do corpo, mas os tipos mais comuns ocorrem nas extremidades em 75% dos casos e em 10% dos casos no retroperitoneu e na parede do tronco. Pode ser difícil distinguir os STS dos tumores do estroma gastrointestinal (GIST) e das neoplasias das células de Schwann. Para uma identificação correta do STS, é necessária uma imunomarcação com vários marcadores de diferenciação do músculo liso (actina, calponina, desmina) e resultados negativos de coloração com a proteína SI00 (para excluir neoplasias das células de Schwann), c-kit e CD34 (para excluir GIST). É importante estabelecer um diagnóstico rápido, porque a dimensão do tumor na apresentação é uma variável importante para o risco de recorrência local e de doença metastática. Os dois principais sistemas de estadiamento utilizados para o STS foram desenvolvidos pelo American Joint Committe on Cancer (AJCC) e pela e Musculoskeletal Tumor Society. Os oncogenes que têm sido implicados no STS incluem membros da família ras, MDM2, N-myc, c-erbB2. Os principais factores de risco para o STS são: radioterapia externa, exposição profissional a produtos químicos, conservantes de madeira contendo clorofenóis. O comportamento clínico dos STS é semelhante e é determinado pelo tamanho do tumor, grau e localização anatómica (topografia, profundidade). As metástases nos gânglios linfáticos são raras e o padrão dominante de metástases do STS é hematogénico. As metástases pulmonares de STS são geralmente diagnosticadas com radiografia convencional e posteriormente estadiadas com TC. [18] A PET F-PDG para STS fornece uma imagem tumoral mais completa e relevante. A ressecção cirúrgica do STS com margens amplas, com ou sem radioterapia, oferece a melhor hipótese de cura na ausência de doença metastática. O fator de necrose tumoral a (TNF-a) é utilizado na perfusão isolada dos membros. O objetivo da quimioterapia é o controlo sistémico da doença, que pode ser neoadjuvante, adjuvante ou paleativa. A radioterapia será considerada para os tumores de alto grau e de grau intermédio das extremidades com margens histológicas positivas.

Palavras-chave: sarcoma de tecidos moles, cirurgia, radioterapia, quimioterapia, recidiva, lipossarcoma, leiomiossarcoma.

CAPÍTULO 1

Introdução

Os tecidos moles podem ser definidos como tecido extra-esquelético não epitelial do corpo, excluindo o sistema reticuloendotelial, a glia e o tecido de suporte de vários órgãos parenquimatosos, e são representados pela gordura, músculos voluntários, tecido fibroso, juntamente com os vasos que servem estes tecidos e o sistema nervoso periférico. Os sarcomas dos tecidos moles (STS) são tumores raros e representam 1% de todas as neoplasias malignas. Verificou-se um aumento da incidência de sarcomas dos tecidos moles nas últimas décadas e mais de metade dos doentes tinham mais de 65 anos (1, 2). Os STS podem surgir em qualquer parte do corpo, predominantemente nas extremidades (45%; membro inferior 29%, membro superior 16%), tronco (25%), cabeça e pescoço (13%) e retroperitoneu (8%)(1, 3).

Os tumores dos tecidos moles dividem-se normalmente em formas benignas e malignas ou sarcomas. Os sarcomas dos tecidos moles (STS) localizam-se nas extremidades em 75% dos casos e em 10% dos casos no retroperitoneu e no tronco. STS localizados na extremidade e na parede do tronco: 1/3 são superficiais com um diâmetro mediano de 5 cm e 2/3 são profundos com um diâmetro mediano de 9 cm. 1/10 dos doentes têm metástases (frequentemente no pulmão) aquando do diagnóstico do tumor primário. 3/4 dos STS são histologicamente classificados como sarcoma pleomórfico de alto grau, lipossarcoma, sarcoma sinovial e tumores malignos da bainha dos nervos periféricos (3).

CAPÍTULO 2

Material e método

Este estudo retrospetivo foi realizado analisando os registos médicos de 16 doentes com sarcomas de tecidos moles e 68 doentes com tumores retroperitoneais primitivos, de janeiro de 2007 a fevereiro de 2014, na Segunda Clínica Cirúrgica do Hospital de Emergência do Condado de Craiova.

Os dados analisaram a idade, o género, o tipo de histologia, o tamanho do tumor, a topografia e o local primário.

A idade dos nossos doentes situava-se entre os 52 e os 84 anos, com uma repartição por género de 9 doentes do sexo masculino e 6 do sexo feminino.

A distribuição topográfica dos sarcomas de tecidos moles era a seguinte (diagrama 1):

- região axilar 1 caso
- região perianal 1 caso
- região da coxa 4 casos
- região dos pés (dorso) 1 caso
- região do braço 2 casos
- região do antebraço 2 casos
- região inguino-escrotal 5 casos.

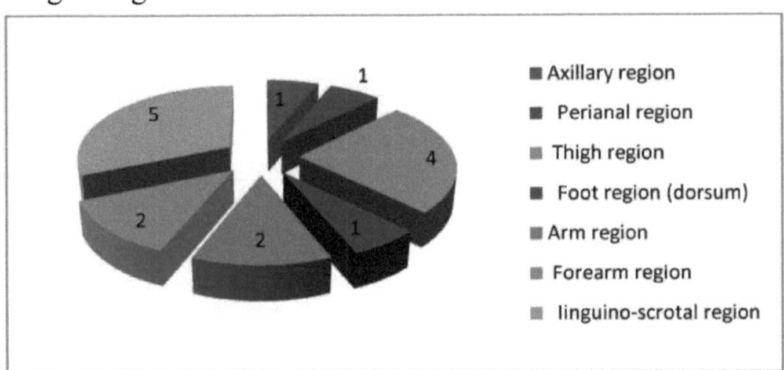

Diagrama 1 - A distribuição topográfica do STS.

O leiomiossarcoma de tecidos moles é um tumor maligno relativamente raro. Pode ser difícil de distinguir dos tumores do estroma gastrointestinal e das neoplasias das células de Schwann. Para uma identificação correta do leiomiossarcoma dos tecidos moles, é necessária uma imunomarcação com vários marcadores de diferenciação do músculo liso (actina, calponina e desmina) e resultados negativos de coloração com SI00 (para excluir neoplasias das células de Schwann), c-kit e CD34 (para excluir tumores do estroma gastrointestinal). É desejável um diagnóstico rápido, uma vez que o tamanho do tumor na apresentação é uma variável importante para o risco de recorrência local e de doença metastática. A quimiossensibilidade varia de acordo com o subtipo do tumor, o grau do tumor, a idade do doente, o estado de desempenho e o momento em que a doença metastática surge influenciam ainda mais o resultado e a sobrevivência. A quimioterapia é paliativa para a maioria dos doentes com doença irressecável ou metastática. A ifosfamida e a doxorrubicina são utilizadas por rotina neste contexto; a doxorrubicina como agente único é considerada o fármaco de eleição.

Descreveremos dois casos de doentes com leiomiossarcoma de tecidos moles com localização na axila direita e na fossa isquiorrectal esquerda.

O doente, C.V., de 77 anos de idade, deu entrada na Segunda Clínica Cirúrgica do Hospital de Emergência do Condado de Craiova em 03.11.2008, com uma massa tumoral na axila direita, impotência funcional do membro superior direito, parestesia do braço direito. Dos antecedentes, resulta que o doente foi tratado cirurgicamente de um tumor na axila direita um ano antes, tendo o diagnóstico histológico sido lipossarcoma.

O exame físico evidenciou massa axilar direita, medindo 8x12 cm, de formato ovalado, consistência imóvel, superfície irregular (Figura 1), com mobilização nos planos profundos, aderente nos planos superficiais (Figura 2). O pulso estava presente na artéria radial direita. Os dados laboratoriais na admissão: Hb 12,3 g/dL, L 7800/mm , glicémia 86 mg%, ureia 42 mg%, Quick T. 100%, ASAT 15 iu, ALAT 18 iu, ECG não normal, Rx tórax: desenho bronco-vascular pronunciado hilio-basal direito. Em 04.11.2008, realizámos tratamento cirúrgico através da abordagem axilar e encontrámos massa axilar, com forma redondo-ovalar, 10x8 cm aderente à fáscia axilar, mas com mobilidade sobre a veia e artéria axilares e sobre o plexo braquial (Figura 3).

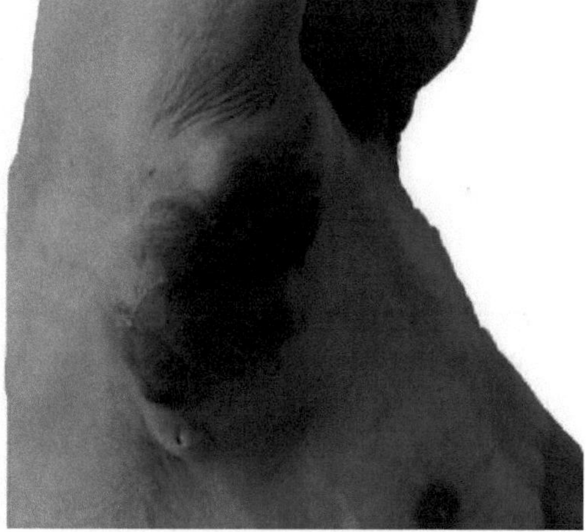

Figura 1 - Massa axilar direita, de forma ovalada, superfície irregular, medindo 8x12 cm, aderente aos planos superficiais e à fáscia axilar.

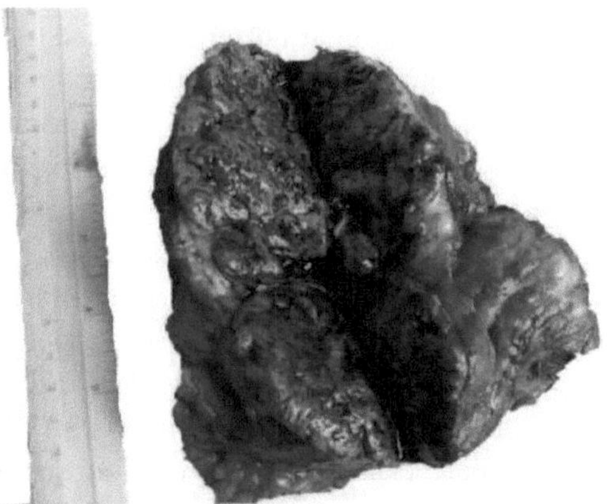

Figura 2 - Massa axilar com superfície de corte branco-amarelada.

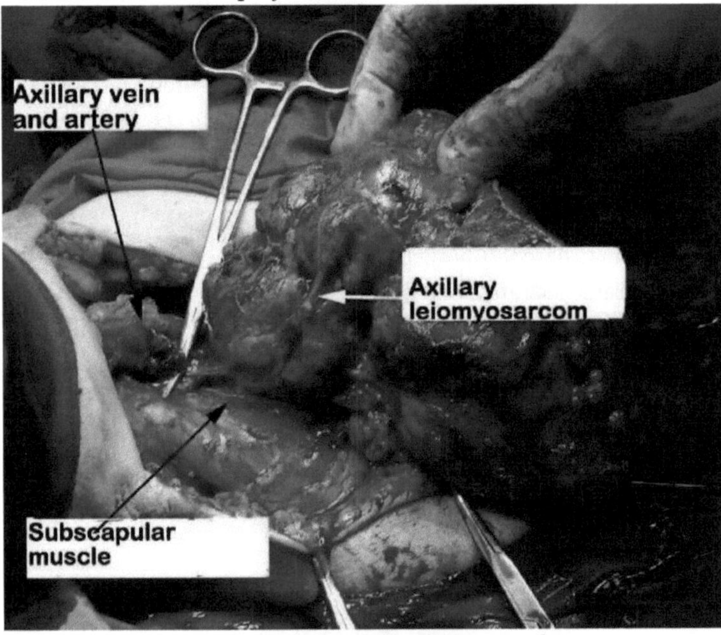

Figura 3 - Aspeto intra-operatório de leiomiossarcoma axilar.

A evolução pós-operatória foi favorável. Recebeu alta em boas condições. Ao exame de microscopia ótica, a massa tumoral era constituída por tumor fusiforme composto por células mesenquimatosas eosinofílicas formando fascículos que se intersectam em ângulos rectos com margens empurradas.

As células tumorais possuíam núcleos hipercromáticos em forma de charuto, nucléolos proeminentes e figuras típicas e atípicas, células epitelóides com citoplasma eosinofílico redondo. Os exames imuno-histoquímicos para a citoqueratina (CKAE-1AE3), o antigénio da membrana epitelial (EMA), a proteína SlOO e o CD117 tiveram resultados negativos. As células tumorais mostraram uma forte positividade para os anti-soros de vimentina, desmina e actina do músculo liso (SMA). O marcador de proliferação Ki-67 mostrou positividade em 30% das células tumorais.

A paciente R.M., 72 anos, sexo feminino, foi admitida e operada na Clínica Cirúrgica do Hospital de Emergência do Condado de Craiova por tumor da fossa isquiorrectal.

A evolução pós-operatória foi favorável. A doente teve alta em boas condições após sete dias. Os exames imuno-histoquímicos revelaram: forte positividade para os anti-soros de vimentina, desmina e a-actina do músculo liso (SMA). Resultados negativos para CD 117 nas células tumorais, resultados negativos para CD34 no tumor, positivos nos vasos; resultados negativos para a proteína p53 no tumor; resultados negativos para a proteína SlOO; resultados positivos focais lentos para a proteína glial fibrilar ácida (GFAP) no tumor; o marcador de proliferação Ki-67 mostrou positividade em 10% das células tumorais. O doente foi tratado com seis séries de quimioterapia com metotrexato, antifolan, ifosfamida, cisplatina. A evolução foi favorável seis meses depois, quando o doente referiu o reaparecimento do tumor para a fossa isquiorrectal.

O doente foi novamente admitido na Segunda Clínica Cirúrgica do Hospital de Emergência do Condado de Craiova com tumor recidivado da fossa isquiorrectal esquerda. O exame físico mostrou tumor recidivado da fossa isquiorrectal esquerda, medindo 3><4 cm, aderente aos planos superficiais do canal anal (Figura 4). Exame retal: canal anal e ampola retal com aspeto normal. Exame vaginal: paredes da vagina com aspeto normal.

Dados laboratoriais: Hb 12,7 g/dL, L 8800/mm3, glicemia 96 mg/dL, ureia 32 mg%, Quick T. 100%, ASAT 13 iu, ALAT 17 iu. ECG: ritmo sinusal, QRS eixo 60°, subdesnivelamento do segmento ST em VI, V2, V5, V6. Rx tórax: desenho bronco-vasculoso acentuado hilio-basal direito. Tomografia computorizada (TC): Fígado com dimensões normais e hemangioma no segmento VIIth, com 20 mm de diâmetro. Pâncreas, baço, rins, bexiga urinária com aspeto normal.

Aspeto normal da fossa isquiorrectal e densidade normal do músculo obturador interno e do músculo elevador do ânus. RM da pelve: corpo do útero medindo 4,7/2,5 cm, com massa tumoral de 5 mm de diâmetro, na zona do corpo do útero, de aspeto fibromatoso.

Tumor de forma ovalada, medindo 20/13 mm, localização perianal esquerda, com hipossinal em T1 e maior intensidade de sinal em T2, sem adenopatia pélvica e sem líquido peritoneal. A bexiga urinária apresentava aspeto normal (Figura 5). Em 15.01.2009, realizamos o tratamento cirúrgico e observamos uma massa tumoral medindo 2,5/3 cm situada no lado esquerdo do canal anal, de forma ovalada, consistência imóvel, superfície irregular. Retirou-se o tumor sobre tecido sadio. A evolução pós-operatória foi favorável. Recebeu alta em bom estado.

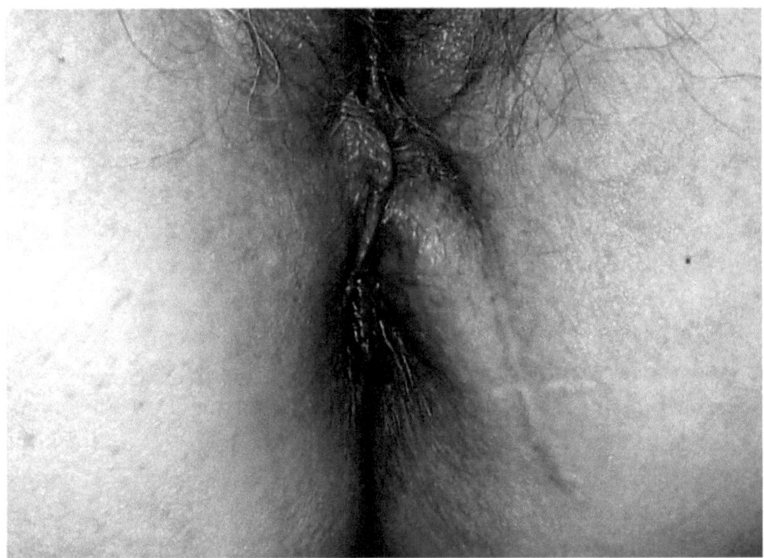

Figura 4 - Tumor recidivado da fossa isquiorrectal esquerda, medindo 3x4 cm, aderente ao músculo elevador do ânus.

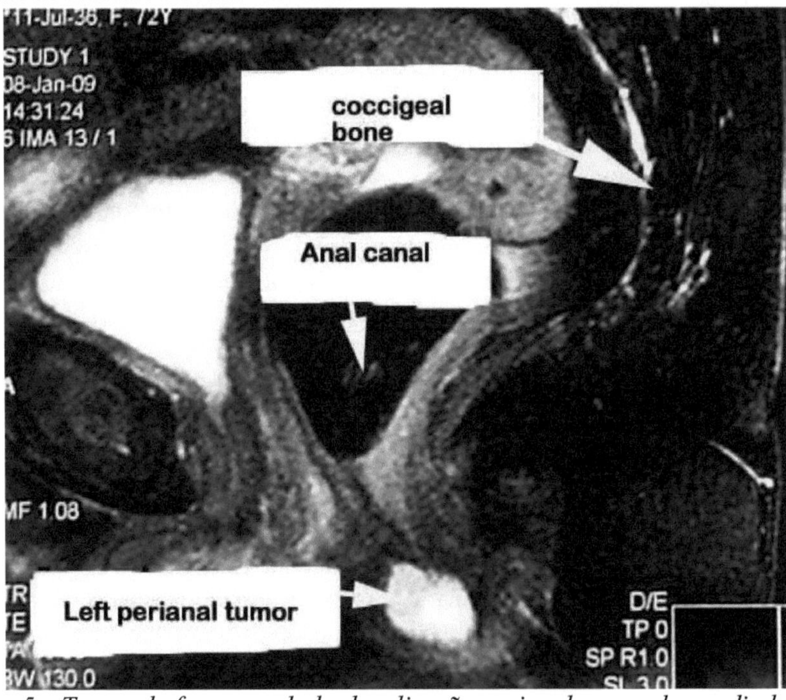

Figura 5 - Tumor de forma ovalada, localização perianal esquerda, medindo 20/13 mm, hipo sinal em T1 e maior intensidade de sinal em T2 - Aspeto RM de

leiomiossarcoma perianal esquerdo.

O leiomiossarcoma cutâneo primário é um tumor dos tecidos moles pouco comum, com mais de 100 casos descritos na literatura. Os leiomiossarcomas dividem-se em dois subtipos, consoante a sua localização. Pensa-se que a forma dérmica superficial do leiomiossarcoma tem origem nos músculos arrector pili, ao passo que o tipo subcutâneo profundo tem origem no músculo liso da parede vascular. Histologicamente, o tumor é composto por numerosos fascículos celulares de células fusiformes. Os fascículos estão dispostos em feixes irregulares entrelaçados, que frequentemente se intersectam em ângulos rectos (Figura 6).

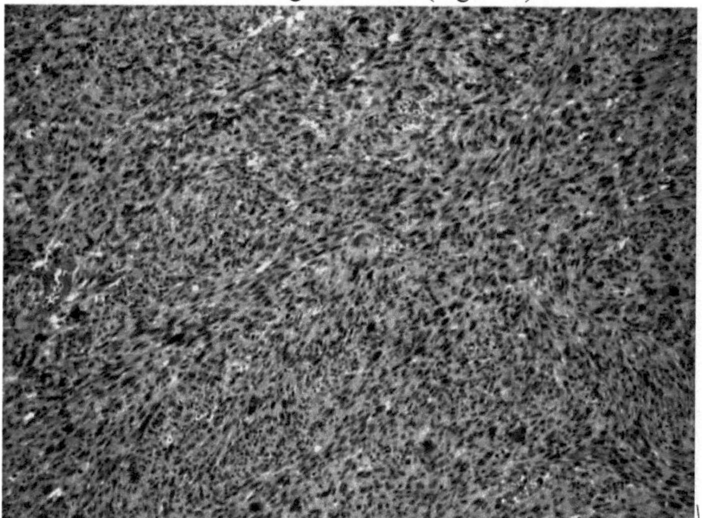

Figura 6 - O tumor é composto por numerosos fascículos celulares de células fusiformes. Os fascículos estão dispostos em feixes irregulares entrelaçados, depois de se intersectarem em ângulos rectos (coloração HE, xlOO).

As células têm núcleos alongados e de extremidade romba, dando uma aparência de "charuto". O grau de diferenciação pode variar dentro de um mesmo tumor. Nalgumas áreas bem diferenciadas, as células assemelham-se às células musculares lisas típicas dos leyomiomas. Outras áreas podem ser pouco diferenciadas, com atipia celular extensa e núcleos e nucléolos proeminentes. São observadas figuras mitóticas em toda a lesão. Os critérios de malignidade continuam a ser controversos. Geralmente aceites, as caraterísticas de malignidade incluem a presença de mitose em pelo menos um por cada 10 campos de alta potência, elevada celularidade, atipia nuclear significativa e células tumorais gigantes (Figura 7). Por conseguinte, a análise cuidadosa dos detalhes citológicos em múltiplas secções, a correlação clinicopatológica e a imuno-histoquímica são obrigatórias para o diagnóstico final. Foram descritas variantes morfológicas invulgares de leiomiossarcoma cutâneo, que podem criar dificuldades no diagnóstico, incluindo leiomiossarcoma epitelóide, de células granulares, desmoplásico, inflamatório e mixoide. Se a lesão for pouco diferenciada, os estudos imunohistoquímicos podem diferenciar a origem muscular da lesão.

A imunofenotipagem clássica do leiomiossarcoma inclui a coloração positiva de vimentina, desmina e actina do músculo liso (SMA). Os nossos resultados confirmam a coloração da vimentina e da SMA em ambos os casos (Figuras 8 e 9).

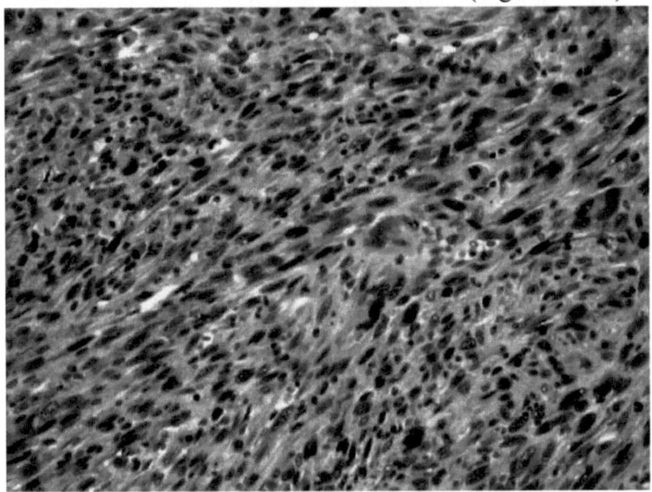

Figura 7 - Células tumorais com núcleos hipercromáticos em forma de charuto, nucléolos proeminentes e numerosas figuras mitóticas típicas e atípicas (coloração HE, xlOO).

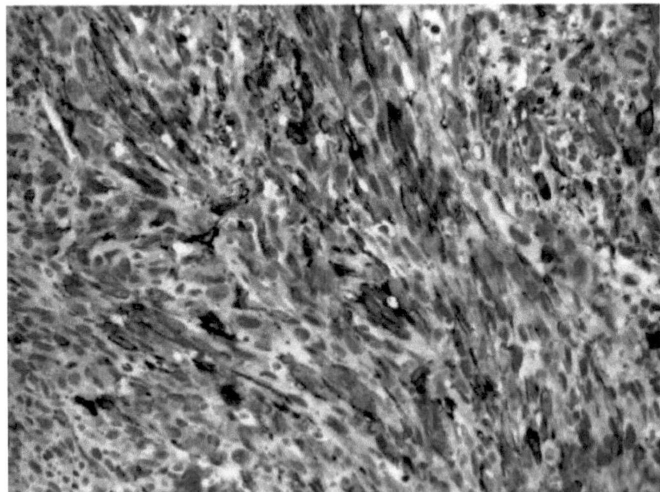

Figura 8 - Actina alfa de músculo liso, marcador de músculo liso diferenciado, positiva

intracitoplasmática em células tumorais. As células tumorais mostraram forte positividade para o antissoro de actina de músculo liso (xlOO).

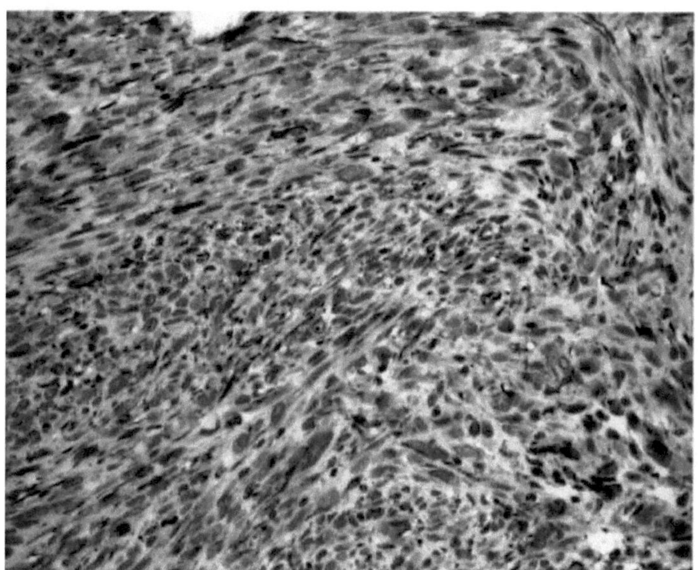

Figura 9 - Vimentina, marcador mesenquimal, intracitoplasmático positivo em células tumorais (xlOO).

A proteína SI00 está presente em células gliais, células de Schwann e células satélite (mas não em células perineurais), melanócitos, células mioepiteliais, alguns epitélios glandulares (mama, rim), células musculares esqueléticas e cardíacas, células adiposas, condrócitos e células dendríticas foliculares.

Em ambos os casos, no nosso estudo, a proteína SI00 foi negativa (é positiva no lipossarcoma) (Figura 10). Os leiomiossarcomas demonstram um grau moderado de heterogeneidade, não só a nível histológico convencional mas também em termos imunofenotípicos.

Classicamente, estes tumores são potencialmente encontrados nos tecidos moles, bem como em várias vísceras e em ossos selecionados. São compostos por fascículos entrelaçados de células fusiformes relativamente uniformes, apresentando núcleos com extremidades rombas e citoplasma eosinofílico fibrilar.

No entanto, as variantes mixoide, epitelóide e pleomórfica dos leiomiossarcomas estão bem documentadas e representam frequentemente problemas de diagnóstico diferencial difíceis.

Do ponto de vista imunohistoquímico, o perfil antigénico mais frequente observado nos sarcomas do músculo liso é o da positividade para vimentina, actina, desmina e colagénio tipo IV ou laminina, com não-reatividade para queratina, EMA, proteína SI00, mioglobina, HMB45, CD31, CD34 e CD57 (Figuras 11 e 12).

'(00l^x) sfassaAoau iDMiuniVAiui paMops aaipmu //p/aipopua[£ qj - n awSij

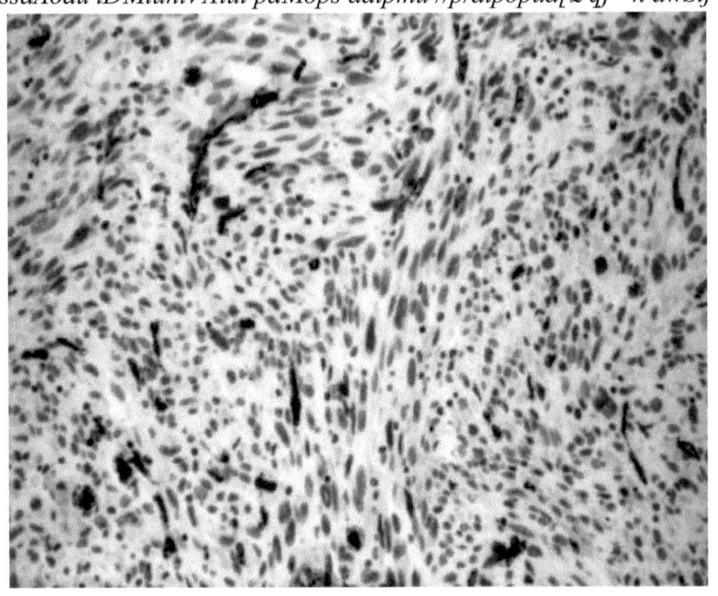

*(00l^x) (Dwiooivsodii ui dMftsod) s[iaD iDMUini ui dMivSau uidioudOOIS ~ 01 mSi^^*

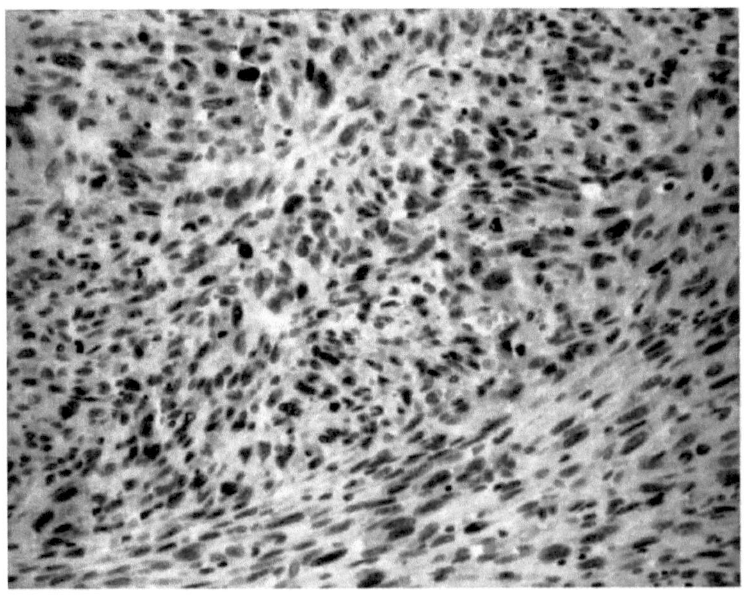

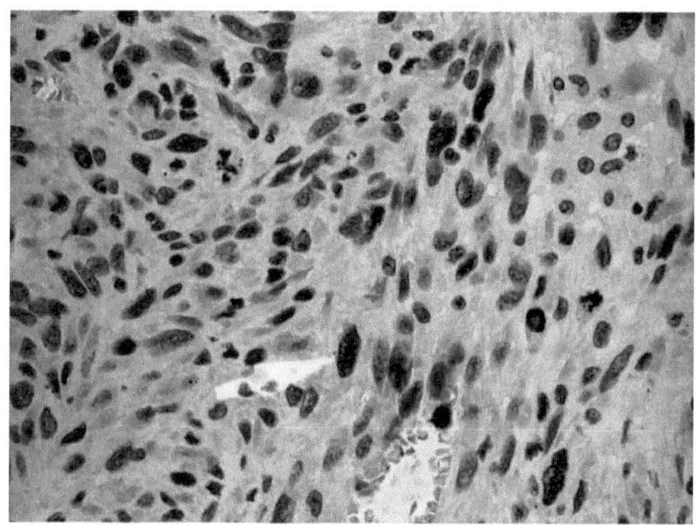

Figura 12 - O marcador de proliferação Ki - 67 mostrou positividade em 30% das células tumorais (x200).

O lipossarcoma do cordão espermático é uma doença neoplásica rara. Estudámos 5 casos de lipossarcoma do cordão espermático e apenas em 1 caso foi realizada a expressão imunohistoquímica de um painel de antigénios (proteínas pl6, desmina, actina do músculo liso, proteína SI00, P-catenina). A histologia do lipossarcoma paratesticular era bem diferenciada em 2 doentes, desdiferenciada em 2 doentes e lipossarcoma com áreas semelhantes a hemangiopericitoma num caso. Todos os 5 doentes foram submetidos a orquiectomia radical com excisão local da massa e a radioterapia adjuvante pode ser considerada nos tumores intermédios ou altamente diferenciados e nos lipossarcomas recorrentes, enquanto o papel da quimioterapia não está bem definido.

Entre 2010 e 2013, 5 pacientes com lipossarcoma paratesticular localizado foram tratados no Hospital de Emergência de Craiova, departamento de Urologia. O diagnóstico foi confirmado por exame anatomo-patológico. Um doente apresentou doença recorrente e o tempo decorrido entre a ressecção inicial e a doença recorrente foi de 5 anos. A ressecção final de todos os doentes incluiu orquiectomia inguinal radical com excisão local ampla. As amostras ressecadas foram fixadas com formalina neutra a 10% e incluídas em blocos de parafina. Foram cortadas secções de parafina com quatro micrómetros de espessura e

montadas em lâminas de vidro reidratadas com etanol, desparafinizadas em xileno e imunomarcadas com os seguintes anticorpos: pl6, proteína SI00, alfa actina lisa (aSMA), desmina.

Ao exame macroscópico, os tumores mediam entre 5/7 cm e 15/12 cm (figura

13) e apresentavam uma superfície de corte branco-amarelada (figura 14).

O exame microscópico revelou que os tumores eram compostos por lipoblastos com formas irregulares (figura 15) e áreas com aspeto morfológico caraterístico para: lipossarcoma desdiferenciado com diferenciação leiomiossarcomatosa (caso nº 1), lipossarcoma bem diferenciado com áreas semelhantes a hemangiopericitoma (caso nº 2), lipossarcoma bem diferenciado do tipo esclerosante e inflamatório (casos nº 3 e 5), lipossarcoma desdiferenciado (caso nº 4).

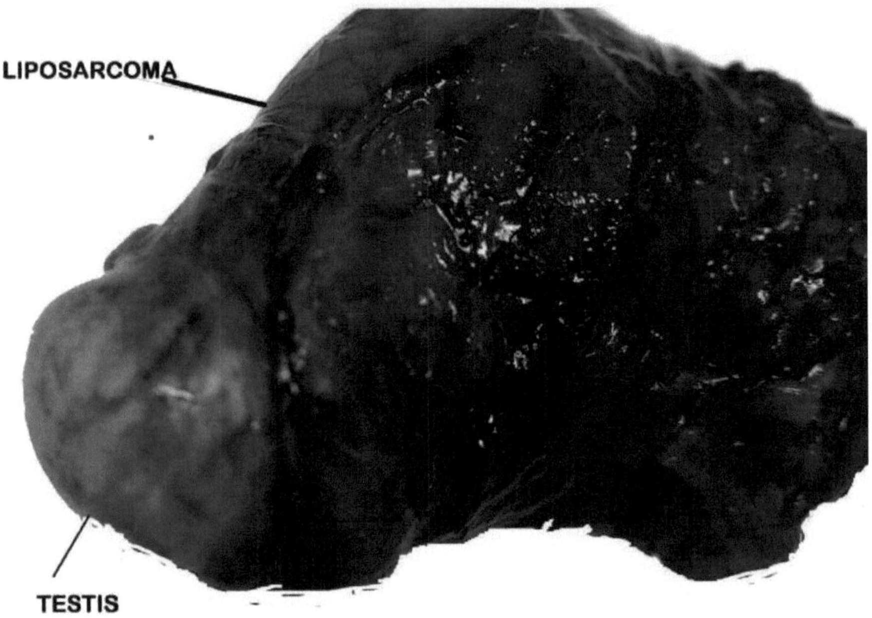

Figura 13 - Aspeto macroscópico do lipossarcoma paratesticular.

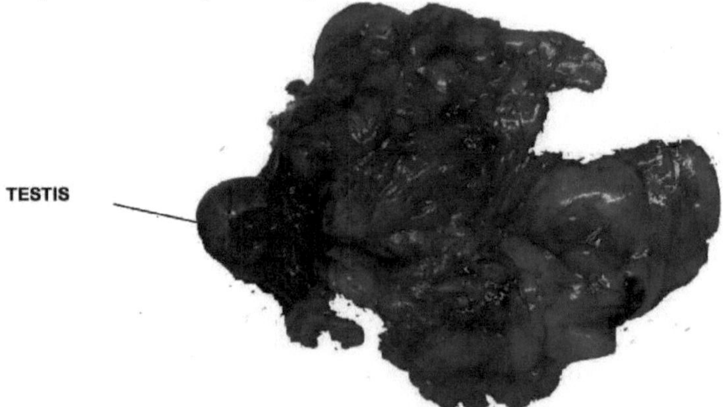

Figura 14- O lipossarcoma paratesticular apresentava uma superfície de corte amarela.

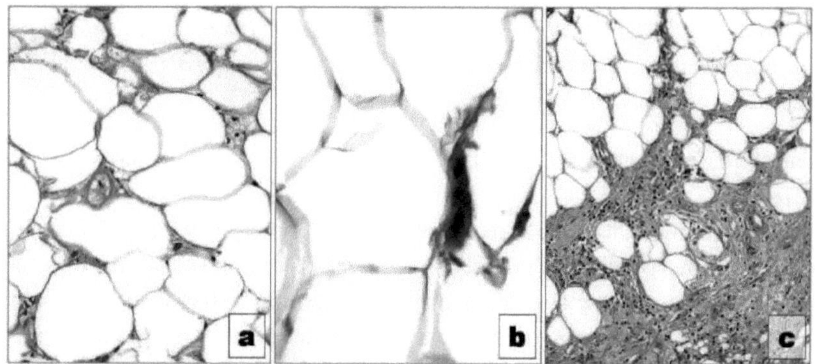

Figura 15 - Coloração HE, xlOO. a) Lipoblastos com formas irregulares; b) Célula atípica do estroma; c) Área com aspeto morfológico caraterístico de variante esclerosante bem diferenciada de lipossarcoma.

Na coloração imuno-histoquímica (caso n.º 5), a pl6 foi positiva nas células tumorais, a proteína SI00 foi negativa nas células tumorais, a CD34 foi positiva nas células endoteliais e a SMA foi positiva nas células estromais (figura 16).

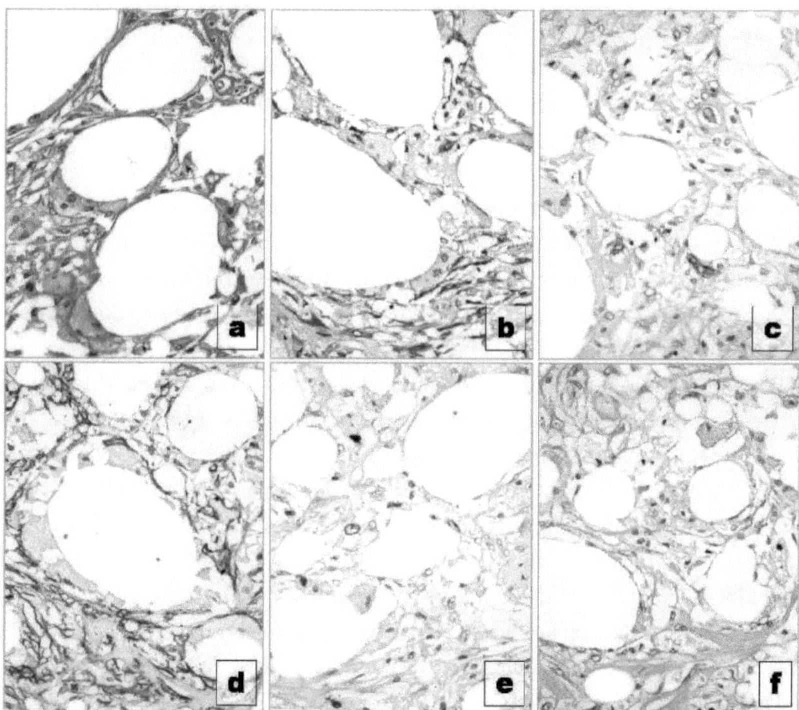

Figura 16 - Padrão imunohistoquímico do tumor estudado - (a) Lipoblastos com formas irregulares e células atípicas do estroma. Coloração HE, xlOO; (b) Pl

6positividade, X200; (c) CD34 positivo em células endoteliais, x200; (d) SMA positivo em células estromais, x200; (e) Ki67 > 10% em células tumorais, x200; (f) Proteína S100 negativa em células tumorais, x200.

Apresentação de um caso

Case 1

G.I., um homem de 62 anos de idade, foi admitido em 1997 na Clínica Cirúrgica do Hospital de Emergência de Craiova com uma massa escrotal esquerda. O tratamento foi a remoção do escroto esquerdo. A histologia revelou o diagnóstico de lipoma. A evolução pós-operatória foi favorável até 2002, altura em que o doente foi admitido na Clínica Cirúrgica do Hospital de Emergência de Craiova com uma massa escrotal esquerda recorrente, medindo 7/8 cm.

O tratamento consistiu numa orquiectomia radical esquerda com ligadura do cordão umbilical alto e excisão ampla da estrutura de tecidos moles circundante no canal inguinal. A análise anatomopatológica revelou lipoma (a análise imunohistoquímica não estava disponível). Em 2006, o doente foi internado no Hospital CFR de Craiova com uma massa escrotal esquerda recorrente. O exame físico revelou uma cicatriz pós-operatória longitudinal alargada e uma massa escrotal esquerda com 15/10 cm, indolor e com pele móvel sobrejacente. A análise biológica foi normal. A tomografia computorizada do abdómen-pelve e a radiografia do tórax não evidenciaram metástases.

O doente foi submetido a cirurgia exploradora por via do canal inguinal esquerdo, durante a qual foi descoberta uma massa redonda bem definida de 15x10x12 cm localizada no escroto esquerdo. Foi praticada a remoção do tumor. O aspeto macroscópico era de uma massa sólida de tecido adiposo com uma textura amarelada semelhante a um lipoma na superfície de corte (figura 14). No centro da massa, podia-se palpar um tumor duro.

O exame histológico confirmou um lipossarcoma mixoide bem diferenciado. O paciente evoluiu bem no pós-operatório, sem complicações, e teve alta no sétimo dia de pós-operatório. O paciente recebeu terapia adjuvante pós-operatória (doxorrubicina, vincristina, dicarbazina). Em 2010 e 2013, o doente foi admitido no Serviço de Urologia do Hospital de Emergência de Craiova com tumor recorrente no escroto esquerdo, medindo 4/5 cm, respetivamente 10/8 cm. O tratamento consistiu numa ressecção alargada à volta do canal inguinal, na remoção do cordão remanescente e dos tecidos moles circundantes até ao anel interno. A excisão da cicatriz, incluindo as camadas musculares circundantes, foi efectuada para obter margens negativas adequadas. Centro terciário

Procurou-se aconselhamento e foi realizada uma TAC de estadiamento do tórax, abdómen e pélvis. Esta não revelou quaisquer indícios de metástases. A análise anatomopatológica revelou um lipossarcoma desdiferenciado com diferenciação leiomiossarcomatosa.

Case 2

M.P.D., um homem de 33 anos, foi admitido em 2013 no Serviço de Urologia do Hospital de Emergência de Craiova com uma massa escrotal esquerda.

O exame físico revelou uma massa escrotal esquerda grande, não sensível e móvel, medindo 5/7 cm. O teste de transiluminação foi negativo. Não havia sintomas constitucionais, queixas urinárias, história de traumatismo local, infeção, perda de peso ou doença hereditária.

Todas as análises laboratoriais pré-operatórias, incluindo bioquímica, hemograma completo e radiografia torácica, eram normais. A ecografia escrotal revelou uma massa de 55x67 mm no lado esquerdo do canal inguinal com ecogenicidade interna semelhante a tecido adiposo e que se estendia ao escroto. O doente foi submetido a cirurgia exploratória por via inguinal esquerda, durante a qual foi descoberta uma massa redonda bem definida de 5x7 cm localizada acima do testículo esquerdo e do epidídimo; o canal deferente estava envolvido.

Foi efectuada uma orquidectomia radical esquerda completa com excisão ampla e ligadura alta do cordão espermático. O aspeto macroscópico era de uma massa sólida de tecido adiposo com uma textura amarelada semelhante a um lipoma na superfície de corte. Estava encapsulada e ligada ao cordão espermático. O exame histológico confirmou um lipossarcoma bem diferenciado com áreas semelhantes a hemangiopericitoma. As margens cirúrgicas estavam livres de tumor. O paciente evoluiu bem no pós-operatório, sem complicações, e recebeu alta no sétimo dia de pós-operatório.

Case 3

U.S., homem de 71 anos com antecedentes de cirurgia de cancro gástrico em 2012 e suspeita clínica e laboratorial de adenocarcinoma da próstata em março de 2012, quando

O doente, que foi submetido a biópsia prostática (e negou a suspeita de cancro da próstata), deu entrada em fevereiro de 2013 no Serviço de Urologia do Hospital de Urgências de Craiova com uma tumefação indolor na hemicrotal direita, que foi aumentando progressivamente de tamanho ao longo dos últimos 2 anos. O exame físico revelou uma massa não sensível que era firme anteriormente com um aspeto posterior mais suave, medindo 10/12 cm. O testículo direito era sentido como distinto da massa, com tamanho e consistência normais. A massa não era redutível nem transiluminante. Os exames laboratoriais revelaram Hb=12,2 g/dl, leucócitos= 6100/mm3, ureia=88 mg%, creatinina=2,36 mg%, Na= 139 mEg/1, K=5,6 mEg/1, Cl=108 mEg/1.

A TAC com contraste intravenoso revelou uma lesão multifocal contendo gordura no saco escrotal direito, que se estendia profundamente até ao canal inguinal direito. Não foram detectadas linfadenopatias nem metástases à distância. Subsequentemente, o doente foi submetido a uma excisão local ampla que incluiu a massa paratesticular juntamente com o testículo direito e todo o conteúdo do canal inguinal direito. O exame histopatológico revelou um lipossarcoma bem diferenciado do cordão espermático, do tipo esclerosante e inflamatório. O doente teve uma recuperação pós-operatória satisfatória. Em duas consultas subsequentes, não houve evidência de recidiva local do ponto de vista clínico.

Case 4

S.D., um homem de 22 anos, foi admitido em fevereiro de 2012 no Departamento de Urologia do Hospital de Emergência de Craiova com uma massa escrotal esquerda. O exame físico revelou uma massa não sensível, firme, medindo 9/8 cm, aderente ao testículo esquerdo. A massa não era redutível nem transiluminante. Foram solicitados os marcadores tumorais alfa-fetoproteína, fração beta da gonadotrofina coriónica humana (beta-hCG) e desidrogenase láctica (LDH), encontrando-se todos os valores dentro dos valores de referência. Todos os exames pré-operatórios, incluindo bioquímica, hemograma completo e radiografia de tórax, eram normais.

O exame ecográfico revelou uma lesão sólida, hiperecogénica e heterogénea na região inguino-escrotal esquerda. A TC demonstrou uma massa contendo gordura com realce nodular que se estendia abaixo do anel inguinal externo para o escroto, não tendo sido detectadas metástases à distância. Foi efectuada uma orquidectomia radical esquerda completa com excisão ampla e ligadura alta do cordão espermático. Foi também removido um gânglio linfático inguinal ipsilateral para biopsia. O aspeto macroscópico era de uma massa sólida de tecido adiposo com uma textura amarelada semelhante a um lipoma na superfície de corte. O exame histológico confirmou um lipossarcoma desdiferenciado. As margens cirúrgicas estavam livres de tumor. A biópsia do linfonodo sentinela inguinal esquerdo não mostrou evidência de metástase. O paciente evoluiu bem no pós-operatório, sem complicações, e recebeu alta no sexto dia de pós-operatório. Após um seguimento de 6 meses sem terapia adjuvante, o paciente estava em boas condições, sem evidência de recorrência.

Case 5

M.G., um homem de 62 anos, foi admitido no Serviço de Urologia do Hospital de Emergência de Craiova em maio de 2013 com uma massa escrotal direita. Não havia antecedentes de traumatismo local, infeção, perda de peso ou doença hereditária. Todas as análises laboratoriais pré-operatórias, incluindo hemograma completo, bioquímica e radiografia do tórax, eram normais.

O exame físico mostrou uma massa escrotal direita grande, não sensível e móvel, medindo 7/8 cm, de consistência ligeiramente mais elevada, que parecia separada do testículo direito, mas ligada ao cordão espermático direito.

Uma ecografia realizada nessa altura sugeriu que a causa era uma hérnia inguinal. No entanto, clinicamente, o inchaço não era típico de uma hérnia inguinal, pelo que foi efectuada uma ressonância magnética (figura 17).

Os achados foram interpretados como uma hérnia inguinal com omento a sobressair para o escroto. Na altura, não se suspeitava que a causa fosse maligna.

O doente foi submetido a uma cirurgia exploratória através de uma abordagem inguinal direita, durante a qual foi descoberta uma massa redonda bem definida localizada acima do testículo direito; o canal deferente estava envolvido. Foi efectuada uma orquidectomia radical direita completa com excisão ampla e ligadura alta do cordão espermático.

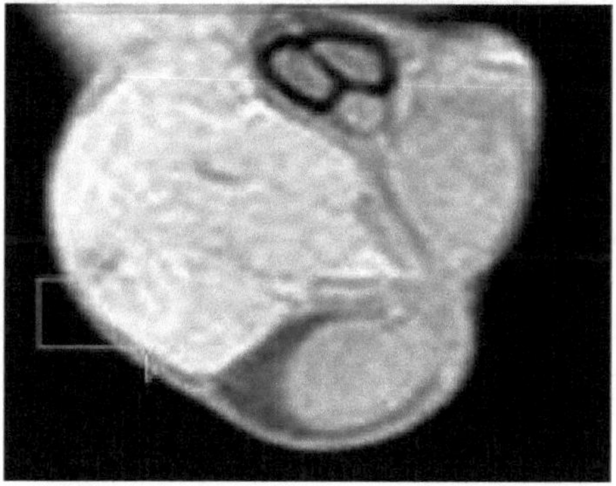

Figura 17 - RMN mostrando uma massa heterogénea com componente de gordura (seta amarela).

O aspeto macroscópico era uma massa sólida de tecido adiposo, encapsulada e ligada ao cordão espermático, com uma textura amarelada semelhante a um lipoma na superfície de corte. O exame histológico confirmou um lipossarcoma bem diferenciado. As margens cirúrgicas estavam livres de tumores. A imunohistoquímica mostrou reatividade para a vimentina e negatividade para as queratinas, a proteína SI00 foi negativa na célula tumoral, o CD 34 foi positivo na célula endotelial, a SMA foi positiva na célula estromal, o pl6 foi positivo e o Ki 67 foi > 10% na célula tumoral (figura 16). O paciente evoluiu bem no pós-operatório, sem complicações, e recebeu alta no oitavo dia de pós-operatório.

Os subtipos histológicos do sarcoma dos tecidos moles nos nossos doentes foram os seguintes (diagrama 2):

- Leiomiossarcoma 2 casos
- Lipossarcoma com áreas semelhantes a hemangiopericitoma 3 casos
- Sarcoma pleomórfico com áreas mixóides 2 casos
- Lipossarcoma desdiferenciado com diferenciação leiomiossarcomatosa 2 casos
- Lipossarcoma bem diferenciado 4 casos
- Lipossarcoma bem diferenciado e casos de inflamação esclerosante tipo 3.

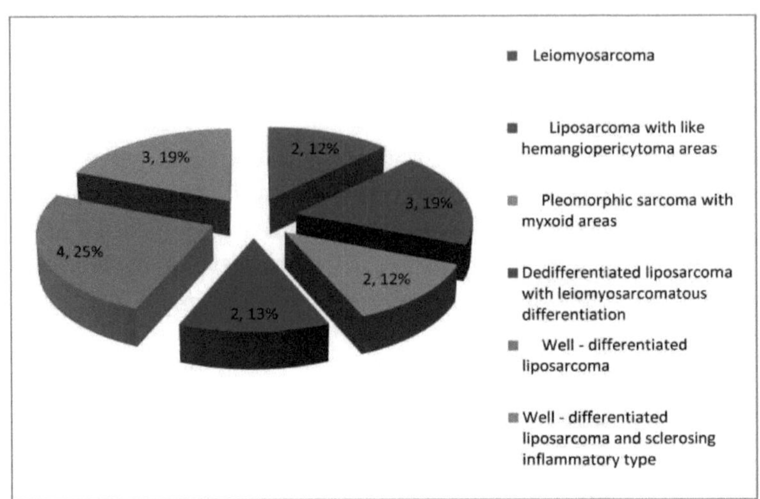

Diagrama 2 - Subtipos histológicos de sarcoma de tecidos moles.

Neste estudo, incluímos 68 casos de tumores retroperitoneais primitivos diagnosticados no exame clínico, em conjunto com investigações biológicas e imagiológicas e confirmados histopatologicamente, admitidos e tratados na Segunda Clínica Cirúrgica do Hospital Distrital de Emergência de Craiova durante 2007-2014 (tabela 1).

Table 1. *Histopathological aspects of the operated primitive retroperitoneal tumors*		
Benign tumors	16	23,5%
Malignancy	39	57,35%
Tumors with unspecified histological structure	13	19,15%
Total	**68**	

Devido à riqueza do tecido conjuntivo frouxo e dos elementos anatómicos incorporados no retroperitoneu, os tipos histológicos de tumores retroperitoneais encontrados são numerosos (quadro 2).

Table 2. *Classification of the retroperitoneal tumors depending on the tissue of origin*		
Tumors of mesodermal origin	28	50,9%
Tumors of neurogenic origin	9	16,36%
Tumors of diverse origin	11	20%

Retroperitoneal cysts	7	12,72%
Tumors with specified histopathologic structure (total)	55	

Assim, de um total de 68 casos, 16 casos (23,5%) eram tumores retroperitoneais primitivos bening (tabela 3), representados por um angiomiolipoma, um hemangioma, quatro mixomas, dois leiomiomas e sete tumores císticos, 39 casos (57.3%) eram tumores retroperitoneais primitivos malignos representados por oito linfomas, um paraganglioma, doze sarcomas (três fibrossarcomas, cinco lipossarcomas, três mixossarcomas, um leiomiossarcoma), um hemangiopericitoma, sete schwannomas, sete adenocarcinomas, um carcinoma, um hepatoma e 13 (19,2%) tumores retroperitoneais primitivos com estrutura indefinida (tabela 4).

Table 3. *Benigne retroperitoneal tumors*

The histological type	**Cases**
Myxoma	4
Angiomyolipoma	1
Hemangioma	1
Leiomyoma	2
Cystic tumors	7
Benign schwannoma	1
Total	16

Table 4. *Primary malignant retroperitoneal tumors*

The histological type	**Cases**
Malignant lymphoma	8
Malignant schwannoma	7
Sarcomas	12
Paraganglioma	1
Malignant hemangiopericytomas	1

Undifferentiated carcinomas	7
Adenocarcinoma	2
Hepatoma	1
Total	39

A topografia do tumor foi: centroabdominal - 23 casos (33,8%); hemiabdómen direito - 26 casos (38,2%); hemiabdómen esquerdo - 19 casos (28%). O diagnóstico baseou-se no exame clínico e nos exames laboratoriais já efectuados em última instância na laparotomia exploradora. A dor abdominal (100% dos casos) e os tumores palpáveis (94,1% dos casos) foram as caraterísticas clínicas mais constantes, seguidas das manifestações urinárias (34%), digestivas (31%) e da síndroma de impregnação neoplásica (32%).

O tamanho dos tumores variou entre 10 cm e 35 cm. Os exames imagiológicos foram a radiografia do tórax (100% dos casos), a radiografia abdominal (16 casos), a urografia (42 casos); a ecografia abdominal foi o principal meio de diagnóstico em 64 casos, a tomografia computorizada só estava disponível em 29 casos. O esófago de bário esogastroduodenal foi utilizado em 22 casos e o enema de bário em 11 casos. A laparotomia exploratória foi indicada e efectuada em todos os casos para remover os tumores retroperitoneais ou, pelo menos, para obter amostras histopatológicas para exame.

O tempo cirúrgico foi a principal etapa terapêutica, envolvendo intervenções complexas em 37 casos (54,4%), cirurgia paliativa em 14 casos (20,5%) e em 17 casos (25,1%) reduziu-se à exploração por laparotomia, sendo considerada de risco, principalmente devido às íntimas relações vasculares (tronco celíaco, pedículo mesentérico superior, pedículo hepático, aorta, veia cava inferior).

As incisões utilizadas foram: incisão mediana subxifo-suprapúbica 51 casos (75%), incisão subcostal 11 casos (16,1%), incisão paramediana 5 casos (7,3%), incisão transversal sub-umbilical 1 caso (1,6%).

A remoção do tumor foi possível em 49 casos (72,1 %) com necessidade de sacrifício visceral em bloco, com nefrectomia (3 casos), esplenectomia (4 casos), pancreatectomia (3 casos), hemicolectomia direita (4 casos), hemicolectomia esquerda (5 casos), colecistectomia (4 casos) e ressecção duodenal parcial (um caso). Num número de 19 casos (27,9%) em que o tumor não pôde ser removido, foram utilizados derivados da digestão, tais como gastroenteroanastomoses (8 casos) ou ileotransversoanastomoses (5 casos).

As lesões vasculares foram representadas por: lesões dos vasos lombares - dois casos resolvidos por ligadura; lesão da veia ilíaca comum direita - um caso (sutura), lesão da artéria mesentérica superior - um caso (sutura) e em um caso foi necessária a ligadura da veia cava inferior, lesada durante a dissecção do tumor. A obtenção de hemostasia intra-operatória exigiu, em dois casos, mensagem hemostática do espaço remanescente após a remoção (parcial ou total) do tumor.

A duração média da cirurgia foi de 2 horas e 38 minutos, variando entre uma hora e meia e 4 horas e 10 minutos.

A mortalidade intra-operatória foi nula.

O tratamento cirúrgico foi completado por irradiação e quimioterapia. A quimioterapia foi utilizada em 34 casos (50 %), tendo os restantes doentes com esta indicação de tratamento recusado a mesma.

A quimioterapia foi efectuada nos seguintes casos: quando os tumores eram considerados inoperáveis, em combinação com irradiação para diminuir o tamanho do tumor e

potencial metastático, em doentes com excisão parcial do tumor, doentes com excisão completa para reduzir a percentagem de recidiva.

A quimioterapia foi aplicada através de vários métodos: intravenoso, intra-arterial, e intramuscular, oral ou intra-tumoral. O método mais utilizado foi a administração intravenosa.

Foram utilizados os seguintes quimioterápicos: Ciclofosfamida endoxan em dose única de 100-200 mg/dia e Tio-TEPA em dose única de 0,8 mg/kgcorp ou 100-150 mg, Antimetabolito - metrotrexato, 5-fluorouracil, Antibióticos - actinomicina D daunorubimicina e adriamicina e Alcalóides da Vinca rosea: vincristina.

O tratamento com radioterapia foi utilizado apenas em 31 casos (45,5%), tendo a maioria, tal como a quimioterapia, recusado o tratamento. A radioterapia foi um tratamento adjuvante da cirurgia, em combinação com a quimioterapia. O objetivo da radioterapia nos tumores malignos, tal como nos cancros em geral, era destruir seletivamente as células cancerosas.

CAPÍTULO 3

Resultados

A evolução pós-operatória imediata foi favorável em 61 casos (86,7%).

As complicações pós-operatórias imediatas ocorreram em 22,1% dos doentes, a saber: morte - três casos (um caso de pancreatite aguda pós-operatória, um caso de embolia pulmonar, um caso de enfarte agudo do miocárdio), abcessos pós-operatórios em cinco casos, infeção do trato urinário em seis casos, pneumonia num caso.

As complicações pós-operatórias remotas são ainda incompletas e difíceis de estimar porque a maioria dos doentes se perdeu do registo: um caso de recidiva de mixoma, operado sete anos antes (foi removido); um caso de cirurgia de schwannoma maligno três anos antes (inoperável);

Relativamente à quimioterapia, verificámos uma evolução positiva em nove casos de linfoma, negativa em onze casos de sarcomas e quatro casos de carcinoma e nos restantes casos a evolução não foi influenciada.

A eficiência da radioterapia pôde ser avaliada considerando o grau de sensibilidade à irradiação dos tumores. Assim, verificou-se que: tumores com alta sensibilidade foram representados por: sete casos de linfoma maligno, que apresentaram uma rápida regressão com doses de 1500 rads; tumores com baixa sensibilidade: nove casos de tumores sarcomáticos, quatro casos de sarcomas e cinco casos de schwannomas malignos, que só respondem a doses de radiação de 6000 rads.

CAPÍTULO 4

Definições e sistema de estadiamento do American Joint Committe on Cancer 7th Edition

Os dois principais sistemas de estadiamento utilizados atualmente para o sarcoma dos tecidos moles do adulto foram desenvolvidos pelo American Joint Committe on Cancer (AJCC) (4-7) e pela Musculoskeletal Tumor Society (8, 9).

Tumor primário (T)

- Tx - O tumor primário não pode ser avaliado
- TO - Sem evidência de tumor primário
- T1 - Tumor < 5 cm na maior dimensão
- Tia - Tumor superficial
- Tib - Tumor profundo
- T2 - Tumor > 5 cm na maior dimensão
- T2a - Tumor superficial
- T2b - Tumor profundo

**Nota: O tumor superficial localiza-se exclusivamente acima da fáscia superficial sem invasão da fáscia; o tumor profundo localiza-se exclusivamente abaixo da fáscia superficial com invasão da fáscia ou através da fáscia, ou tanto superficial como abaixo da fáscia.*

Nódulos regionais de Limph (N)

- Nx - Os nódulos linfáticos regionais não podem ser avaliados
- NO - Sem metástases nos gânglios linfáticos regionais
- N1 - Metástases em gânglios linfáticos regionais

**Nota: A presença de gânglios positivos (Nl) em tumores de MO é considerada Estádio III*

Metástases à distância (M)

- MO - Sem metástases à distância
- Ml - Metástases à distância

Stage	Primary Tumor	Regional limph nodes	Distant metastasis	Grade
I A	Tla Tlb	N0 N0	M0 M0	Gl, Gx Gl, Gx
I B	T2a T2b	N0 N0	M0 M0	Gl, Gx Gl, Gx

II A	T1a T2b	N0 N0	M0 M0	G2, G3 G2, G3
II B	T2a T2b	N0 N0	M0 M0	G3 G3
III	T2a, T2b Any T	N0 N1	M0 M0	G3 Any G
IV	Any T	Any N	M1	Any G

Grau histopatológico (Sistema FNCLCC preferido)

Gx O grau não pode ser avaliado

G1 Grau 1

G2 Grau 2

G3 Grau 3

Do AJCC Cancer Staging Handbook, 7th edição, Springer New York, 2010.

Definições de extensão anatómica no sistema de estadiamento da Musculoskeletal Tumor Society

Intracompartimental (Tl) Extracompartimental (T2)

Intra-articular → Extensão dos tecidos moles

Fáscia superficial a profunda → Extensão fascial profunda

Paraósseo → Extensão intraóssea ou extrafascial

Compartimento intrafascial → Compartimento extrafascial

Modificado de Enneking WE e Peabody TD (10,11).

CAPÍTULO 5

Classificação da OMS para os tumores dos tecidos moles

I. Tumores adipocíticos

Benigno

- Lipoma
- Lipomatose
- Lipomatose do nervo
- Lipoblastoma/lipoblastomatose
- Angiolipoma
- Miolipoma
- Angiomiolipoma condroide lipomaextrarrenal
- Mielolipoma extra-adrenal
- hibernoma

Intermédio (localmente agressivo)

- Tumor lipomatoso atípico/tumor lipossarcoma bem diferenciado

Maligno

- Lipossarcoma desdiferenciado
- Lipossarcoma mixoide
- Lipossarcoma de células redondas
- Lipossarcoma pleomórfico
- Lipossarcoma de tipo misto
- Lipossarcoma não especificado

II. Tumores fibroblásticos / miofibroblásticos

Benigno

- Fasceíte nodular
- Fasceíte proliferativa
- Miosite proliferativa
- Miosite ossificante
- Fasceíte isquémica
- Elastofibroma
- Hamartoma fibroso da infância
- Miofibroma/Miofibromatose
- Fibromatose coli
- Fibromatose hialina juvenil
- Fibromatose de corpos de inclusão
- Fibroma da bainha do tendão
- Fibroblastoma desmoplásico
- Miofloblastoma de tipo mamário

- Fibroma aponeurótico calcificante
- Angiomiofibroblastoma
- Angiofibroma celular
- Fibroma de tipo nucal
- Fibroma de Gardner
- Tumor fibroso calcificante
- Angiofibroma de células gigantes

Intermédio (localmente agressivo)

- Fibromatoses superficiais (palmar/plantar)
- Fibromatoses de tipo desmoide
- Lipofibromatose

Intermédio (raramente com metástases)

- Tumor fibroso solitário e hemangiopericitoma (incl. hemangiopericitoma lipomatoso)
- Tumor miofibroblástico inflamatório
- Sarcoma miofibroblástico de baixo grau
- Sarcoma fibroblástico mixoinflamatório
- Fibrossarcoma infantil

Maligno

- Mixofibrossarcoma
- Sarcoma fibromixóide de baixo grau
- Tumor hialinizante de células fusiformes
- Fibrossarcoma epitelóide esclerosante

III. Os chamados tumores fibro-histiocíticos

Benigno

Tumor de células gigantes da bainha do tendão
Tumor de células gigantes de tipo difuso
Histiocitoma fibroso benigno profundo

Intermédio (raramente com metástases)

Tumor fibrohistiocítico plexiforme
Tumor de células gigantes dos tecidos moles

Maligno

Sarcoma pleomórfico indiferenciado "MFH"/Sarcoma pleomórfico indiferenciado
Sarcoma pleomórfico indiferenciado de células gigantes "MFH"/células gigantes
Sarcoma pleomórfico indiferenciado com inflamação proeminente

IV. Tumores do músculo liso

Angioleiomioma
Leiomioma profundo
Leiomioma genital

Leiomiossarcoma (exceto da pele)

V. Tumores pericíticos (perivasculares)

Tumor glómico (e variantes)
Tumor glómico maligno
Miopericitoma

VI. Tumores do músculo esquelético

Benigno
Rabdomioma
Tipo adulto
Tipo fetal
Tipo genital
Maligno
Rabdomiossarcoma embrionário (inch spindle cell, botryoid, anaplastic)
Rabdomiossarcoma alveolar (incl. sólido, anaplásico) Rabdomiossarcoma pleomórfico

VII. Tumores vasculares

Benigno
Hemangiomas de capilares subcutâneos/de tecidos moles profundos
cavernoso
arteriovenoso
venoso
intravascular
sinovial
Hemangioma epitelóide
Angiomatose
Linfangioma
Intermédio (localmente agressivo)
Hemangioendotelioma kaposiforme
Intermédio (raramente com metástases)
Hemangioendotelioma retiforme
Angioendotelioma papilar intralinfático
Hemangioendotelioma composto
Sarcoma de Kaposi
Maligno
Hemangioendotelioma epitelóide
Angiossarcoma de tecidos moles

VIII. Tumores condro-ósseos

Condroma dos tecidos moles
Consarcoma mesenquimatoso
Osteossarcoma extra-esquelético

IX. Tumores de diferenciação incerta

Benigno

Mixoma intramuscular (incl. variante celular)

Juxta - mixoma articular

Angiomixoma profundo ("agressivo")

Tumor angiectásico hialinizante pleomórfico

Timoma hamartomatoso ectópico

Intermédio (raramente com metástases)

Histiocitoma fibroso angiomatóide

Tumor fibromixóide ossificante (incl. atípico/maligno)

Tumor misto

Mioepitelioma

Paracondroma

Maligno

Sarcoma sinovial

Sarcoma epitelioide

Sarcoma das partes moles alveolares

Sarcoma de células claras de tecidos moles

Condrossarcoma mixoide extra-esquelético ("tipo cordoide")

PNET/Tumor de Ewing ultra-esquelético

pPNET

tumor de Ewing extra-esquelético

Tumor desmoplásico de pequenas células redondas

Tumor rabdoide extra-renal

Mesenquimoma maligno

Neoplasias com células epitelioides perivasculares

diferenciação (PEcoma)

tumor miomelanocítico de células claras

Sarcoma da íntima

CAPÍTULO 6

Genética

Os oncogenes que têm sido implicados no desenvolvimento de sarcomas dos tecidos moles incluem membros da família *ras*, MDM2, N-myc, c-erbB2. Foi demonstrado que a amplificação destes genes está correlacionada com um resultado adverso no sarcoma dos tecidos moles (12). No sarcoma de Ewing foi detectada a fusão EWS-FLI-1 (rearranjo genético). O rearranjo genético também foi encontrado em: sarcoma de células claras (fusão EWS-ATF1), rabdomiossarcoma alveolar (fusão PAX3-FAHKR), lipossarcoma mixoide (fusão TLS-CHOP), sarcoma sinovial (fusão SSX-SYT) (13). O gene do retinoblastoma (Rb) e o gene supressor de tumor p53 são relevantes para os sarcomas de tecidos moles, tendo sido observados em 30% a 60% dos casos (14, 15). A linha germinativa
mutações no gene supressor de tumores p53 na síndrome de Li-Fraumeni, foram descobertas com elevada incidência também em sarcomas de tecidos moles.

Os sarcomas dos tecidos moles ocorrem com maior frequência em doentes (16-18) com as seguintes síndromes hereditárias:

- Síndrome de Gardner (mutação APC)
- Síndrome de Gorlin - síndrome do carcinoma basocelular nevóide (mutação PTC)
- Doença de Boumewille - esclerose tuberosa (mutação TSC 1 ou TSC2)
- Síndrome de Li-Fraumeni (mutação do p53)
- Doença de Von Recklinghausen - neurofibromatose tipo 1 (mutação NF1)
- Síndrome de Werner - progeria do adulto (mutação WRN).

CAPÍTULO 7

Epidemiologia

O comportamento clínico da maioria dos STS é semelhante e é determinado pelo tamanho do tumor, grau e localização anatómica (profundidade). As metástases nos gânglios linfáticos são raras, em menos de 5% dos casos, mas o padrão dominante de metástases é hematogénico. O principal fator de risco é a radioterapia externa. A incidência de sarcomas aumenta em doentes tratados com radioterapia para cancro do ovário, do colo do útero, da mama ou dos testículos (19-21).

Outros factores de risco incluem: conservantes de madeira que contêm clorofenóis, exposição profissional a determinados produtos químicos, incluindo herbicidas como os ácidos fenoxiacéticos (22, 23). O linfedema crónico após dissecção axilar por cancro da mama é outro fator de risco. Os linfangiossarcomas também foram observados após infecções filariais (24).

A exposição ao cloreto de vinilo está associada ao angiossarcoma hepático (25,26) e ao angiossarcoma extra-hepático.

Vírus oncogénicos

Não há provas conclusivas de que os agentes virais transmissíveis ao homem constituam um fator de risco importante no desenvolvimento de sarcomas dos tecidos moles, mas o vírus do herpes humano 8 (HH8) é o agente causador do sarcoma de Kaposi (27, 28) e o vírus Epstein -
Barr tem um papel na patogénese dos tumores do músculo liso em doentes com síndromes de imunodeficiência (29).

CAPÍTULO 8

Apresentação clínica

Os sarcomas dos tecidos moles (STS) são um grupo heterogéneo de tumores raros, que se apresentam mais frequentemente como massas assintomáticas. Os sarcomas dos tecidos moles das extremidades distais são frequentemente pequenos quando descobertos, mas os STS retroperitoneais permanecem ocultos durante longos períodos com uma escassez de sintomas associados. Os sinais e sintomas no caso de um STS retroperitoneal podem ser febre acompanhada de leucocitose em caso de necrose tumoral; hemorragia gastrointestinal em caso de erosão do tumor numa víscera oca; hipoglicemia devido à produção de substâncias semelhantes à insulina ou à utilização mais rápida da glicose por grandes sarcomas metabolicamente activos; ascite devido a obstrução da veia porta externa; massa palpável não sensível, mais frequentemente (80-90%); desconforto localizado devido ao estiramento do peritoneu; sinal neurológico distal devido à compressão dos plexos pélvico ou lombar.

As massas retroperitoneais podem ser diagnosticadas através da anamnese e do exame físico, combinados com estudos radiográficos, radiografia do tórax, pielograma intravenoso, tomografia computorizada (TC) abdominal, ressonância magnética (RM) abdominal, que podem mostrar a natureza e a extensão das neoplasias e serão úteis para diferenciar os sarcomas de outras neoplasias malignas retroperitoneais, como os tumores urogenitais e os linfomas (30). A TC com contraste pode avaliar a extensão da carga de STS e a proximidade do tumor a estruturas vitais (aorta, veia cava).

As melhorias na técnica de radiodiagnóstico tiveram um grande impacto no planeamento do tratamento cirúrgico (31). Foi introduzida a TC em espiral, que fornece ao cirurgião imagens tridimensionais óptimas, facilitando o tratamento pré-operatório. Os sistemas de navegação assistida por computador são extremamente úteis nas decisões intra-operatórias relativas aos sarcomas localizados perto da coluna vertebral ou na cintura pélvica.

As metástases pulmonares de STS são, em geral, diagnosticadas com raios X convencionais e posteriormente estadiadas com TC.

A TC é útil para determinar a presença e a extensão do envolvimento dos tecidos moles e é a norma para caraterizar a massa tumoral. A RM define os componentes do tumor e fornece pormenores sobre o envolvimento dos tecidos circundantes.

A PET ^{18}F-PDG para STS fornece uma imagem tumoral mais completa e biologicamente relevante. Vários estudos retrospectivos e prospectivos descreveram a utilidade da ^{18}F - PDG PET no diagnóstico de STS, podendo esta imagem distinguir tumores de alto grau de tumores de baixo grau (32-35).

CAPÍTULO 9

Tratamento cirúrgico

A abordagem cirúrgica nos sarcomas dos tecidos moles é determinada por vários factores: localização do tumor, tamanho do tumor, profundidade de invasão (superficial ou profunda), envolvimento de tecidos próximos e possibilidade de encerramento primário da ferida e/ou procedimentos de cirurgia plástica reconstrutiva.

Para além destes factores mencionados, há também a avaliação inicial do doente e o estádio da doença, que são factores importantes na decisão dos procedimentos terapêuticos. Embora muitos doentes necessitem de uma modalidade de tratamento composto, os doentes com doença localizada podem ser tratados apenas com cirurgia. No entanto, ainda não estão estabelecidos critérios clínicos específicos para selecionar os doentes para monoterapia.

A ressecção cirúrgica com margens amplas, com ou sem radioterapia, oferece a melhor hipótese de cura na ausência de doença metastática. A operação será planeada por uma equipa cirúrgica após um estudo cuidadoso das imagens de TAC. Uma vez que os sarcomas dos tecidos moles podem ocorrer em qualquer parte do corpo, cada operação será diferente devido à predominância de princípios oncológicos comuns.

Uma vez que os sarcomas dos tecidos moles se estendem de forma esférica e ao longo das camadas de tecido, o seu crescimento centrífugo cria uma cápsula falsa, ou pseudocápsula, que comprime os tecidos próximos. As células malignas podem penetrar nesta pseudocápsula. A simples remoção do tumor visível, neste plano, deixa no local uma doença microscópica que recidiva em 90% dos casos, exceto nos casos com tratamentos posteriores. Mais de 30% dos casos recidivam mesmo após a excisão subsequente do leito tumoral (36), e o uso posterior de
a radioterapia não compensa as margens histológicas positivas não planeadas (37). Ao contrário disto, deixar margens positivas em estruturas que facilitam a preservação do membro crítico leva a recorrência local (taxa de 4%) se for efectuada irradiação (36). O objetivo do tratamento cirúrgico é a ressecção com margens amplas quando possível (2-3 cm), removendo pelo menos uma camada de tecido circunferencial não envolvida.

Aproximadamente um terço dos doentes com tumores de graduação baixa ou intermédia e margens de ressecção amplas necessitará de tratamento adicional (incluindo radioterapia). Raramente é necessário efetuar a reconstrução de grandes vasos ou a ressecção de nervos principais, a menos que estes elementos estejam encapsulados por tumores. No entanto, a ressecção de vários nervos causa, surpreendentemente, uma pequena incapacidade; por conseguinte, a ressecção ou mesmo a amputação podem ser efectuadas de acordo com estes dados (38). Se a ressecção for efectuada em termos de segurança oncológica, a preservação do músculo inervado em qualquer compartimento tem um melhor resultado do que qualquer abordagem radical. Embora os tumores sejam normalmente mais baixos nas zonas distais do que nas proximais das extremidades, é mais difícil preservar a função em caso de ressecção do tumor nas zonas distais das extremidades, especialmente nas mãos e nos pés. O tratamento pré-operatório de indução pode reduzir o tamanho do tumor nas áreas distais das extremidades e facilita a obtenção de melhores resultados funcionais.

A amputação é necessária em 5-10% dos doentes com sarcoma localizado das extremidades, geralmente após operações anteriores com salvamento do membro (39). Nestes casos, as amputações maiores são muitas vezes necessárias porque as recidivas situam-se geralmente a nível proximal. Estes procedimentos são notavelmente bem tolerados e proporcionam um excelente controlo local (40). A pele raramente está envolvida nos sarcomas dos tecidos moles e pode ser geralmente preservada. A reconstrução da pele e dos tecidos moles é necessária em 10-20% dos doentes. Este tipo de cirurgia pode reduzir as complicações e evitar a amputação, particularmente em caso de recorrência em locais previamente irradiados.

As transposições utilizam normalmente retalhos miocutâneos ou fasciocutâneos, mas em alguns casos pode ser utilizado enxerto de pele livre. Em casos selecionados, o envolvimento inicial de cirurgiões reconstrutivos experientes conduz a melhores resultados funcionais e cosméticos (41). O tratamento de lesões topograficamente específicas e de órgãos específicos é frequentemente orientado por especialistas em cirurgia plástica, ginecologia e urologia.

CAPÍTULO 10

Perfusão isolada do membro

Num primeiro grupo de estudos, utilizando a perfusão isolada do membro em sarcomas de tecidos moles, Krementz (42) mostrou uma taxa de resposta precoce em 83% dos casos após melfalan; no entanto, a regressão completa do tumor é raramente observada. Os resultados obtidos com a perfusão isolada do membro não foram melhores do que os obtidos com cirurgia e radioterapia adjuvante (43). Outros agentes de perfusão também foram investigados. A doxorrubicina e a cisplatina foram ineficazes, enquanto que a combinação de doxorrubicina com melfalan foi tóxica (44). A recuperação do interesse pela técnica de perfusão isolada do membro ocorreu com a introdução na perfusão do fator de necrose tumoral (TNF-a) juntamente com o melfalano no caso de sarcomas de tecidos moles do membro não ressecáveis (45). Após uma infusão com TNF, verificou-se uma redução notável do tamanho do tumor após 612 semanas de tratamento e o sarcoma inicial irressecável tornou-se ressecável.

A perfusão isolada do membro está atualmente disponível em mais de 30 centros na Europa, libertando doses regionais elevadas de agentes quimioterapêuticos através de um circuito extracorporal (46). O melfalano é o agente mais utilizado e, juntamente com o fator de necrose tumoral a (licenciado na Europa, mas não nos Estados Unidos), pode melhorar os resultados: o salvamento do membro é possível em 80% dos doentes selecionados que receberam perfusão e que, de outra forma, teriam de ser amputados (46). O fator de necrose tumoral a tem como alvo a neovascularização do tumor, resultando em vasodilatação e aumento da permeabilidade vascular (aumento da penetração do melfalano no tumor), seguido de uma paragem imediata da atividade metabólica mensurável do tumor.

Os estudos multicêntricos demonstraram que o fator de necrose tumoral a (TNF a) é útil na perfusão de membros isolados (47), e que os citostáticos isolados são ineficazes no contexto da perfusão de membros isolados (48). O TNF a leva à necrose das células endoteliais (49) e dos pericitos da vasculatura tumoral (50), resultando na destruição selectiva da vasculatura tumoral (51).

CAPÍTULO 11

Terapia molecular direcionada

Foram obtidos resultados encorajadores com a utilização de terapias diretas em alvos moleculares específicos em casos de sarcoma dos tecidos moles.

Os dermatofibrossarcomas e os fibrossarcomas são determinados pela fusão do tipo de colagénio (COL1A1) e do fator de crescimento P derivado das plaquetas (PDGFB) nas células gigantes (52). Mesmo que o imatinib iniba o recetor PDGFB, pode ser eficaz no tratamento dos dermatofibrossarcomas (53); este agente quimioterapêutico pode ser útil em doentes com doença local recorrente inoperável ou disseminação metastática. O sarcoma sinovial está associado a uma translocação resultante da fusão do gene do sarcoma sinovial (SYT e SSX1 ou SSX2) (54) com uma proteína capaz de regular temporariamente a transcrição. Os sarcomas sinoviais podem expressar receptores do fator de crescimento epidérmico (55) e inibidor do fator de crescimento epidérmico, pelo que o gefitinib começou a ser estudado em doentes com sarcoma sinovial num estudo liderado pela Organização Europeia para a Investigação e Tratamento do Cancro (EORTC).

A angiogénese é um potencial alvo terapêutico. Os sarcomas dos tecidos moles expressam o fator de crescimento endotelial vascular (56). A eficácia dos anticorpos na neutralização do fator de crescimento endotelial vascular noutros tumores (bevacizumab) (57), levanta a possibilidade de este tratamento que inibe a angiogénese poder ser utilizado também nos sarcomas.

CAPÍTULO 12

Quimioterapia

Enquanto o objetivo da cirurgia e da radioterapia é o controlo local do tumor, o objetivo da quimioterapia é o controlo sistémico da doença, que pode ser neoadjuvante, adjuvante ou paliativo. Embora vários subtipos de sarcomas de tecidos moles sejam sensíveis aos agentes quimioterápicos, o resultado terapêutico da quimioterapia é geralmente insatisfatório e há resultados conflitantes no uso da quimioterapia adjuvante. Um pequeno estudo de quimioterapia adjuvante relatou um benefício reduzido na sobrevivência (mas uma taxa idêntica de metástases) em doentes selecionados com sarcomas das extremidades de tecidos moles com classificação elevada tratados com um regime de quimioterapia intensiva (58).

Os doentes com sarcoma de Ewing podem beneficiar de regimes intensivos que incluem ifosfamida. A quimioterapia de indução com vincristina, ifosfamida, doxorrubicina e etoposido seguida de melfalano em dose elevada com busulfan (59) começou a ser utilizada na Europa e na América do Norte.

A quimiossensibilidade dos sarcomas dos tecidos moles varia consoante o subtipo de tumor e a probabilidade de resposta e a sobrevivência são influenciadas pela classificação do tumor, a idade do doente, o estado geral do doente e a doença metastática concomitante (59). Por exemplo, o leiomiossarcoma tem uma resposta variável à quimioterapia convencional, dependendo da localização e da classificação do tumor. Os angiossarcomas nas zonas da face e do couro cabeludo podem responder ao paclitaxel (60), e os taxanos podem ter uma utilidade mais ampla contra os angiossarcomas noutros locais. A doxorrubicina lipossómica (com baixa toxicidade) (61) também foi considerada ativa contra estes angiossarcomas (62).

A quimioterapia é paliativa para a maioria dos doentes com doença irressecável ou metastática. Nesta situação, a doxorrubicina e a isofosfamida são utilizadas por rotina; a doxorrubicina isolada pode ser utilizada como quimioterapia. Estudos recentes reavaliaram as doses de isofosfamida (63) e são normalmente utilizadas doses elevadas de isofosfamida com doxorrubicina em doentes mais jovens com tumores agressivos; são registadas taxas de resposta de aproximadamente 50-60%. Ainda não é claro se esta abordagem melhora a sobrevivência, que é de aproximadamente 12 meses nesta situação.

Na doença avançada refractária à quimioterapia convencional, é utilizado um novo agente quimioterapêutico, a Trabectidina (Yondelis, PharmaMar), que é um produto natural da alga marinha Ecteinascidia turbinata, que inibe seletivamente a transcrição do ADN (64). Esta terapia parece induzir uma baixa taxa de remissão (4%), mas taxas mais elevadas de doença estabilizada (24% de taxa de sobrevivência, livre de doença aos 6 meses), embora seja moderadamente tóxica (65).

Terapias citotóxicas

Antraciclinas

O tratamento padrão durante várias décadas para o STS neresecable ou metastático tem sido as antraciclinas. A doxorrubicina produz uma taxa de resposta objetiva de 9% a 30% (66- 72). Foram exploradas várias estratégias para limitar a cardiotoxicidade das antraciclinas (73). Dois estudos aleatórios mostraram taxas reduzidas de cardiotoxicidade com infusões prolongadas versus administração em bolus (74,75). Outros ensaios aleatórios avaliaram a epirrubicina como alternativa à doxorrubicina (71, 72, 76).

Ifosfamida

Os agentes alquilantes, principalmente a ifosfamida, são utilizados no tratamento do STS. Devido à falta de cardiotoxicidade, podem ser combinados com medicamentos que são contra-indicados com antraciclinas (77,78). A infusão intravenosa contínua de ifosfamida não produz melhorias em relação à administração em bolus (< 10 g/m/ciclo) (79/

Taxanos e gemcitabina

Os taxanos de agente único têm tido resultados fracos no STS. A terapêutica com taxano de agente único é utilizada no tratamento do angiossarcoma. Vários estudos sugeriram o benefício da gemcitabina em doentes com leiomiossarcoma (80,81). A combinação de docetaxel e gemcitabina demonstrou sinergismo in vitro. O tratamento sequencial de gemcitabina seguido de docetaxel em sarcomas dos tecidos moles foi sinérgico e o tratamento simultâneo conduziu a efeitos antagónicos (82,83).

Trabectedina

A trabectedina é um novo produto marinho identificado como um potencial antineoplásico, que apresenta uma atividade proeminente em subtipos histológicos específicos de STS, incluindo o leiomiossarcoma, o sarcoma sinovial, o lipossarcoma, o lipossarcoma mixoide e o histiocitoma fibroso maligno. Dncalci et al. descreveram o mecanismo de ação único da trabectedina (84).

Inibidores da tirosina quinase com múltiplos alvos

Os inibidores do maleato de sunitinib, c-kit, PDGFR, VEGF-R1, -R2, -R3, produziram uma baixa taxa de resposta objetiva (2-3%), mas estabilizaram a doença em 20% dos doentes (85, 86). O sorafenib tem como alvo o VEGF R2, -R3, KiT PDGFR, a via Raf/Mek/Erk e estabilizou a doença em 2/10 doentes com liopsarcoma, 7/19 com leiomiossarcoma e 7/9 com angiossarcoma e angiopericitoma (87). O pazopanib tem como alvos o KiT, o PDGFR e o VEGFR e apresentou evidências promissoras de atividade com uma taxa livre de progressão às 12 semanas em 44% dos doentes com leiomiossarcoma, 49% dos doentes com sarcoma sinovial e 39% dos doentes com outros subtipos de STS (88).O dasatinib é um inibidor oral da família de cinases SRC, VEGFR, FAK e HER-l/EGFR e produziu uma taxa de resposta objetiva em 19% dos sarcomas pleomórficos indiferenciados, 12,8% dos leiomiossarcomas e

11,1% dos osteossarcomas (89).

Inibidores da angiogénese

O VEGF é o ligando do VEGF-R. O bevacizumab, um anticorpo monoclonal anti-VEGF, produziu uma taxa de resposta objetiva de 12% em doentes com angiossarcoma (90). A combinação de bevacizumab com gemcitabina/docetaxel no sarcoma dos tecidos moles parece muito prometedora (91).

Inibidores HER-I/EGFR

O gefitinib do sarcoma sinovial sobre-expressa HER-l/EGFR foi inativo (92) e o cetuximab, o anticorpo monoclonal anti-HERl, teve uma atividade mínima em doentes com sarcomas que expressam HER-1 (93).

Inibidores dos receptores do fator de crescimento semelhante à insulina-1 (IGF-IR)

Um anticorpo monoclonal humano recombinante para IGF-IR demonstrou uma atividade moderada no rabdomiossarcoma e uma atividade mínima noutros subtipos de STS (94).

Inibidores do alvo mamífero da rapamicina (mTOR)

Vários inibidores do mTOR estão atualmente a ser investigados, incluindo o temsirolimus, o everolimus, o sirolimus e o ridaforolimus, que demonstraram alguma atividade em doentes com STS (95,96).

Inibidores do ciclo celular

Rexin G, único vetor retroviral de terapia genética direcionada, a sua atividade está a ser avaliada em ensaios clínicos no sarcoma (97) e as taxas de progressão livre foram melhoradas de 1,2 para 3,7 meses em sarcomas resistentes ao tratamento.

Terapias direcionadas para o microambiente

O papel da hipóxia tem sido investigado no sarcoma. Os agentes activados pela hipóxia com atividade promissora no sarcoma são o TH-302, um pró-fármaco 2-nitroimidazol da mostarda de bromo-isofosforamida (Br-IPM) (98).

CAPÍTULO 13

Quimioterapia neoadjuvante

A razão para o uso de quimioterapia neoadjuvante em sarcomas de tecidos moles é: 1) proporcionar citorredução tumoral com ressecção cirúrgica menos extensa; 2) proporcionar tratamento precoce de doença metastática oculta; 3) avaliar (in vivo) a quimiossensibilidade tumoral.

A Organização para a Investigação e Tratamento do Cancro realizou um estudo aleatório com doxorrubicina 50 mg/m2 e isofosfamida 5g/m2 versus terapia isolada. Não se registaram diferenças na taxa de sobrevivência aos 5 anos: 64% para os doentes com quimioterapia combinada em comparação com 65% para os doentes de controlo com mono-quimioterapia, pelo que não foi possível tirar conclusões. O estudo não revelou qualquer aumento da morbilidade em comparação com os doentes do grupo de controlo. Com base numa meta-análise e em dados recentes de Itália, afirmamos que continua a haver interesse na utilização de quimioterapia pré-operatória no
Estudos sobre quimioterapia neo-adjuvante e/ou adjuvante (CTX) permanecem controversos.

Muitos centros utilizarão regimes combinados, incluindo epirrubicina/ifosfamida, doxorrubicina/ifosfamida/mesna e doxorrubicina/ifosfamida/mesna/dacarbazida.

A hipertermia adicionada ao regime CTX que combina etoposídeo, ifosfamida e adriamicina aumentou a taxa de resposta, a sobrevivência livre de doença e a sobrevivência livre de progressão local, em comparação com o CTX isolado (99) A terapêutica do STS tem registado progressos nos últimos 10 anos.

CAPÍTULO 14

Radioterapia

Os efeitos citotóxicos e o papel terapêutico (100) da radioterapia no tratamento dos sarcomas dos tecidos moles estão bem descritos. A radioterapia será considerada para tumores de alto grau das extremidades e para tumores de grau intermédio das extremidades com margens histológicas positivas (101). A radioterapia é efectuada por via externa ou por braquiterapia. A braquiterapia envolve a inserção de um dispositivo (geralmente irídio-192) através de um cateter colocado cirurgicamente no leito do tumor. Este método tem vantagens teóricas pós-operatórias, dadas pela natureza hipóxica da ferida e pelas caraterísticas radiobiológicas do quadrado inverso (as doses locais são aumentadas, mas diminuem proporcionalmente com o aumento da distância do tumor). Estas vantagens são ainda mais importantes em doentes que já tenham sido submetidos a radioterapia externa (102).

A radioterapia pré ou pós-operatória é eficaz na prevenção da recorrência local em doentes com um risco acrescido de desenvolver recorrências, mas não tem significado em termos de sobrevivência global (103). A radioterapia adjuvante é utilizada principalmente após a ressecção de sarcomas dos tecidos moles, com morbilidade significativa relacionada com o tratamento após uma cirurgia extensa, como a espessura do membro, a diminuição do grau de mobilidade, a fibrose e o edema. Os sarcomas localmente avançados podem ser tratados com radioterapia pré-operatória.

Rosenberg et al., (104) mostraram taxas de sobrevivência equivalentes aos 5 anos para a cirurgia limbsparing (LSS) mais radioterapia (RT) em comparação com a amputação. Yang et al., (103) relataram que compararam LSS mais TT com LSS isolada e mostraram um benefício semnificativo para RT para sarcoma de tecidos moles de extremidade de baixo e alto grau.

Beane et al. (105) compararam as taxas de sobrevivência a 20 anos para LSS mais RT e LSS isolada e detectaram uma diferença de sobrevivência de 21%. A adição de RT à LSS para o sarcoma dos tecidos moles das extremidades melhora o controlo local e é possível melhorar a sobrevivência global.

Haas et al., (106) recomendaram radioterapia neoadjuvante mais panzopanib em doentes com sarcoma dos tecidos moles das extremidades localmente avançado. O panzopanib neoadjuvante 800 mg por dia em combinação com 50 Gy parece ter uma atividade promissora nos sarcomas dos tecidos moles das extremidades.

CAPÍTULO 15

Acompanhamento

Não existem programas especiais de acompanhamento para doentes com sarcomas de tecidos moles localizados. As recaídas geralmente causam metástases pulmonares. A avaliação do risco de recidiva baseia-se na classificação do tumor, no tamanho do tumor e na localização do tumor. Os doentes de alto risco recidivam normalmente nos primeiros 2-3 anos, enquanto os doentes de baixo risco desenvolvem recidivas tardias. A deteção precoce da recidiva local e das metástases pulmonares pode ter implicações prognósticas, mas estas são assintomáticas quando a cirurgia as pode tratar. Ainda não foram estabelecidos os melhores métodos de seguimento. Embora a RM seja utilizada para detetar a recidiva local e a TC na deteção de metástases pulmonares, falta demonstrar a eficácia da relação custo/benefício reportada à avaliação clínica, respetivamente a uma radiografia de tórax. Os doentes tratados cirurgicamente com sarcomas de grau elevado-intermédio serão seguidos de 3 em 3 meses nos primeiros 2-3 anos, depois 2 vezes por ano nos 5 anos seguintes e depois uma vez por ano durante muito tempo. Os doentes com sarcomas de baixo grau serão seguidos por exame local de 4 em 4-6 meses para deteção de recidiva local e deteção de metástases pulmonares por radiografia ou TAC do tórax nos primeiros 3-5 anos e depois anualmente.

CAPÍTULO 16

Conclusões

1. Embora o tamanho do tumor na apresentação seja variável, é desejável um diagnóstico rápido para evitar o risco de recorrência local e de doença metastática.
2. A cirurgia tem um papel importante no tratamento dos sarcomas dos tecidos moles.
3. A radioterapia é útil em casos selecionados; a radioterapia pré-operatória em sarcomas de tecidos moles localmente avançados tem algumas vantagens, mas o risco acrescido de complicações infecciosas da ferida exige a procura de novas estratégias terapêuticas.
4. A quimioterapia convencional tem pouco efeito no prognóstico da maioria dos tumores dos tecidos moles, mas a disponibilidade de novos agentes direcionados pode melhorar o prognóstico deste tipo de tumores.
5. A reintrodução da perfusão isolada do membro com TNF-a e melfalan foi um benefício para a recuperação do membro em casos de sarcomas de tecidos moles irressecáveis.

Agradecimentos

Os autores gostariam de agradecer aos revisores pelos seus comentários úteis e reconhecem o apoio da Bolsa de Investigação n.º 26/2014, código PN-II-PT-PCCA-2013-4-1153, intitulada IMEDIATREAT - Sistema de Informação Médica Inteligente para o Diagnóstico e Monitorização do Tratamento de Pacientes com Neoplasia Colorrectal - financiada pelo Ministério da Educação Nacional da Roménia (MEN) - Investigação e pela Agência Executiva para o Financiamento do Desenvolvimento da Investigação e Inovação do Ensino Superior (UEFISCDI).

CAPÍTULO 17

Referência

1. Nijhuis PH, Schaapveld M, Otter R, Moelnaar WM, van der Graaf WT, Hoekstra HJ. Epidemiological aspects of soft tissue sarcomas (STS)-consequences for the design of clinical STS trials. Eur J Cancer, 1999, 35(12): 1705-10.

2. Medina C, Vasile I, Vilcea ID, Pa§alega M, Parvanescu H, Calota F, Georgescu CV, Ghilu§i M, Dumitrescu T, Mirea C, Mogoanta S, Moraru E. Sarcoamele de parfi moi - probleme de diagnostic §i tratament. Chirurgia, 2010 , 105(2):257-266.

3. Medina C, Vasile I, Vilcea ID, Vere CC, Georgescu CV, Ghilu§i M, Pa§alega M, Parvanescu H, Calota F, Mogoanta SS. Leiomiossarcoma axilar e perianal: relato de dois casos. Rom J Morphol Embryol, 2010, 51(2):379-385.

4. Russell WO, Cohen J, Enzinger F . Um sistema de estadiamento clínico e patológico para o sarcoma dos tecidos moles. Cancer, 1977, 40 (4): 1562 - 70.

5. Fleming ID, Cooper J, Henson D. AJCC Cancer Staging Manual. 5th ed. Philadelphia: Lippincott-Raven, 1977.

6. Greene F., Page D., Fleming I. AJCC Cancer Staging manual. 6th ed., Nova Iorque, Springer, 2002.

7. Edge S., Byrd D., Campton C., et al., AJCC Cancer Staging Manual, 7th ed., Nova Iorque, Springer, 2010.

8. Enneking WF, Spanier SS, Goodman MA. Um sistema para o estadiamento cirúrgico do sarcoma músculo-esquelético. 1980. Clin Orthop Relad Res, 2003, 415:4-18.

9. Saddegh MK, Lindholm J, Lundberg A. Staging of the soft-tissue sarcomas. Análise prognóstica das caraterísticas clínicas e patológicas. J Bone Joint Surg Br, 1992, 74(4): 495-500.

10. Enneking WE, Spanier SS, Goodman MA, Um sistema de estadiamento cirúrgico do sarcoma músculo-esquelético. Clin Orthop Related Res, 1980, 153: 106-20.

11. Peabody TD, Gibbs CP, Simon MA. Evaluation and staging of musculoskeletal neoplasms (Avaliação e estadiamento de neoplasias músculo-esqueléticas). J Bone Joint Surg (Am), 1988, 80(8): 1204-7.

12. Levine EA. Factores de prognóstico no sarcoma de tecidos moles. Semin Surg Oncol, 1999, 17:9-16.

13. Vorburger SA, Hunt KK. Experimental Approaches, em Pollock RE (ed). Soft Tissue Sarcomas. Hamilton, Ontário, BC Decker, Inc., 2002:8-109.

14. Latres E, Drobnjak M, Pollack D, Oliva MR, Ramos M, Karpeh M, Woodruff JM, Cordon-Cardo C. Chromosome 17 abnormalities and TP53 mutations in adult soft tissue sarcomas. Am J Pathol, 1994, 145(2): 345-55.

15. Hieken TJ, Das Gupta TK. Mutant p53 expression: a marker of diminished

survival in well-differentiated soft tissue sarcoma. Clin Cancer Res, 1996, 2(8):1391-5.

16. Singer S, Nilesen T, Antonescu CR. Biologia molecular do sarcoma dos tecidos moles. In: De Vita VT Jr., Lawrence TS, Rosenberg SA, Cancro: Principles and Practice of Oncology. 9th ed., Philadelphia, Pa: Lippincott Williams & Wilkins, 2011, pp 152232.

17. Singer S, Maki RG, O'Sullivan B. Sarcoma de tecidos moles. In: DeVita VT Jr., Lawrence TS, Rosenberg SA, Cancro: Principles and Practice of Oncology. 9th ed., Philadelphia, Pa: Lippincott Williams & Wilkins, 2011, pp. 1533-77.

18. Malawer MM, Helman LJ, O'Sullivan B. Sarcomas of bone In: DeVita VT Jr., Lawrence TS, Rosenberg SA, Cancer: Principles and Practice of Oncology. 9th ed., Philadelphia, Pa: Lippincott Williams & Wilkins, 2011, pp 1578-609.

19. Brady MS, Gaynor JJ, Brennan MF. Radiation-associated sarcoma of bone and soft tissue. Arch Surg, 1992, 127 (12): 1379-85.

20. Zahm SH, Fraumeni JF Jr. A epidemiologia do sarcoma dos tecidos moles. Semin Oncol, 1997, 24 (5):504-514.

21. Panu§ A, Medina C, Ple§a IE, Dragoescu PO, Turcitu N, Maria C, Tomescu PL Lipossarcoma paratesticular do cordão espermático: relato de caso e revisão da literatura, Rom J Morphol Embryol, 2015, 56(3):1153-7.

22. Hardell L, Sandstron A. Um estudo de caso-controlo: sarcoma de tecidos moles e exposição a ácidos fenoxiacéticos ou clorofenóis. Br J Cancer 1979, 39 (6): 711-7.

23. Smith AH, Pearce NE, Fisher DO, Giles HJ, Teaque CA, Howard JK. Soft tissue sarcoma and exposure to phenoxyherbicides and chlorophenols in New Zealand. J Natl Cancer Inst, 1984, 73 (5):llll-7.

24. Muller R, Hajdu SI, Brennan MF. Linfangiossarcoma associado a linfedema filarial crónico. Cancer, 1987, 59(1): 179-83.

25. Sahmel J, Unice K, Scott P, Cowan D, Paustenbach D. A utilização de modelos multizona para estimar a geração de contaminantes químicos no ar e o perfil de decaimento das exposições ocupacionais de cabeleireiros ao cloreto de ninilo em laca durante as décadas de 1960 e 1970. Risk Anal 2009; 29(12): 1699-725.

26. Sherman M. O cloreto de vinilo e o fígado. J Hepatol, 2009; 51 (6): 1074-81.

27. Chang Y, Caserman E, Pessin MS, Lee F, Cullpper J, Knowles DM, Moore PS. Identificação de sequências de ADN semelhantes a herpesvírus no sarcoma de Kaposi associado à SIDA. Science, 1994, 266 (5192): 1865-9.

28. Mesri EA, Cesarman E, Boshoff C. O sarcoma de Kaposi e o herpesvírus que lhe está associado. Nat Rev Cancer 2010; 10 (10): 707-19.

29. Deyrup AT, Lee VK, Hill CE, Cheuk W, Toh HC, Kesavan C, Chan EW, Weiss SW. Os tumores do músculo liso associados ao vírus Epstein - Barr são tumores mesenquimatosos distintos que reflectem múltiplos eventos de infeção: uma análise

clinicopatológica e molecular de 29 tumores de 19 doentes. Am J Surg Pathol, 2006, 30 (1): 75-82.

30. Mesina C, Mogoanta SS, Cristian DA, Dumitrescu TV, Dragoescu PO, Mesina-Botoran MI, Ciurea ME, Ghilusi MC, Ciobanu D. Retroperitoneal antigo schwannoma - apresentação de caso, Rom J Morphol Embryol 2015, 56 (4): 1517-22.

31. Fenstermacher MJ. Avaliação imagiológica de doentes com sarcoma dos tecidos moles. Surg Oncol Clin N Am, 2003, 12 (2): 305-22.

32. Eary JF, Conrad EU, Bruckner JD, Folpe A, Hunt KJ, Mankoff DA, Howlett AT. Quantitative [F-18]fluorodeoxyglucose positron emission tomography in pretreatment and grading of sarcoma. *Clin Cancer Res,* 1998, 4 (5).T215-20.

33. Nieweg OE, Pruim J, van Ginkel RJ, Hoekstra HJ, Paans AM, Molenaar WM, Koops HS, Vaalburg W. Fluorine-18-fluorodeoxyglucose PET imaging of soft-tissue sarcoma. *JNucl Med,* 1996, 37 (2):257-61.

34. Griffeth LK, Dehdashti F, McGuire AH, McGuire DJ, Perry DJ, Moerlein SM, Siegel BA. PET evaluation of soft-tissue masses with fluorine-18 fluoro-2- deoxy-D-glucose. *Radiology,* 1992, 182 (I): 185-94.

35. loannidis JP, Lau J. 18-FDG PET for the diagnosis and grading of soft-tissue sarcoma: a meta-analysis. *JNucl Med,* 2003, 44 (5)/717-24.

36. Gerrand CH, Wunder JS, Kandel RA, O'Sullivan B, Catton CN, Bell RS, Griffin AM, Davis AM. Classification of positive margins after resection of soft- tissue sarcoma of the limb predicts the risk of local recurrence. J Bone Joint Surg Br, 2001,83 (8):1149-55.

37. Schwartz DL, Einck J, Bellon J, Laramore GE. Fast neutron radiotherapy for soft tissue and cartilaginous sarcomas at high risk for local recurrence. Int J Radiat Oncol Biol Phys, 2001, 50 (2):449-56.

38. Bickels J, Wittig JC, Koilender Y, Kellar-Graney KL, Malawer MM, Meller I. - Ressecção do nervo ciático: será que isso é realmente uma indicação para amputação? Clin Orthop Relat Res, 2002, 399(l):201-4.

39. Clark MA, Thomas JM. Amputação para sarcoma de tecidos moles. Lancet Oncol, 2003, 4(6):33 5-42.

40. Merimsky O, Koilender Y, Inbar M, Lev-Chelouche D, Gutman M, Issakov J, Mazeh D, Shabat S, Bickels J, Meller I. Is forequarter amputation justified for palliation of intractable cancer symptoms? Oncology, 2001, 60 (l):55-9.

41. Langstein HN, Robb GL. Abordagens reconstrutivas em sarcoma de tecidos moles. Semin Surg Oncol, 1999, 17(l):52-65.

42. Krementz ET, Carter RD, Sutherland CM, Hutton I. Quimioterapia de sarcomas dos membros por perfusão regional. Ann Surg, 1977, 185 (5): 555-64.

43. Hoekstra HJ, Schraffordt Koops H, Molenaar WM, Oldhoff J. Results of isolated regional perfusion in the treatment of malignant soft tissue tumors of the extremities.

Cancer, 1987, 60 (8): 1703-7.
44. van Ginkel RJ, Schraffordt Koops H, de Vries EGE, Molenaar WM, Udges DR, Hoekstra HJ. Hyperthermic isolated limb perfusion with cisplatin in four patients with sarcomas of the soft tissue and bone. Eur J Surg Oncol, 1996, 22 (5): 528-31.
45. Eggermont AM, Schraffordt Koops H, Klausner JM. - Salvamento de membros por perfusão isolada de membros com fator de necrose tumoral alfa e melfalano para sarcomas de tecidos moles das extremidades localmente avançados: resultados de 270 perfusões em 246 pacientes. Proc Am Soc Clin Oncol, 1999, 11: 497-9.
46. Eggermont AM, de Wilt JH, ten Hagen TL. - Utilizações actuais da perfusão de membros isolados na clínica e um sistema modelo para novas estratégias. Lancet Oncol, 2003, 4(7):429-37.
47. Lienard D, Ewalenko P, Delmotte JJ, Renard N, Lejeune FJ. High-dose recombinant tumor necrosis fator alpha in combination with interferon gamma and melphalan in isolation perfusion of the limbs for melanoma and sarcoma. J Clin Oncol, 1992, 10 (l):52-60.
48. Klaase JM, Kroon BB, Benckhuijsen C, van Geel AN, Albus-Lutter CE, Wieberdink J. Results of regional isolation perfusion with cytostatics in patients with soft tissue tumors of the extremities. Cancro, 1989, 64 (3):616-21.
49. van Horssen R, Ten Hagen TL, Eggermont AM. TNF-alfa no tratamento do cancro: Molecular insights, antitumor effects, and clinical utility. Oncologist, 2006, 11(4):397-408.
50. Seynhaeve AL, Hoving S, Schipper D, Vermuelen CE, de Wiel-Ambagtsheer GA, van Tiel ST, Eggermont AM, Ten Hagen TL . O fator de necrose tumoral alfa medeia a distribuição homogénea de lipossomas no melanoma murino, o que contribui para uma melhor resposta do tumor. Cancer Res, 2007, 67 (19).9455-62.
51. Eggermont AM, de Wilt JH, ten Hagen TL. Utilizações actuais da perfusão de membros isolados na clínica e um sistema modelo para novas estratégias. Lancet Oncol, 2003, 4(7):429-37.
52. Shimizu A, O'Brien KP, Sjoblom T, Pietras K, Buchdunger E, Collins VP, Heldin CH, Dumanski JB, Ostman A. - O gene de fusão da cadeia B do colagénio tipo I alfa 1/fator de crescimento derivado das plaquetas (PDGF) associado ao dermatofibrossarcoma protuberante gera uma proteína transformadora que é transformada em PDGF-B funcional. Cancer Res, 1999, 59(15):3719-23.
53. Maki RG, Awan RA, Dixon RH, Jhanwar S, Antonescu CR. - Sensibilidade diferencial ao imatinib de 2 doentes com sarcoma metastático proveniente de dermatofibrossarcoma protuberante. Int J Cancer, 2002, 100(6):623-6.
54. Ladanyi M, Antonescu CR, Leung DH, Woodruf JM, Kawai A, Healey JH, Brennan MF, Briedge JA, Neff JR, Barr FG, Goldsmith JD, Brooks JS, Goldblum JR, Ali SZ, Shipley J, Cooper CS, Fisher C, Skytting B, (Larsson O. - Impacto do tipo de

fusão SYT- SSX no comportamento clínico do sarcoma sinovial: um estudo retrospetivo multi-institucional de 243 pacientes. Cancer Res., 2002, 62(1): 13 5-40.

55. Nielsen TO, Hsu FD, O'Connell JX, Gilks CB, Sorensen PH, Linn S, West RB, Liu CL, Botstein D, Brown PO, van de Rijn M. - Validação de microarray de tecidos de recetor do fator de crescimento epidérmico e SALL2 em sarcoma sinovial com comparação com tumores de histologia semelhante. Am J Pathol, 2003, 163(4): 1449-56.

56. Hayes AJ, Mostyn-Jones A, Koban MU, A'Hern R, Burton P, Thomas JM. - Serum vascular endothelial growth fator as a tumour marker in soft tissue sarcoma. BrJSurg, 2004, 91(2):242-7.

57. Hurwitz H, Fehrenbacher L, Novotny W, Cartwright T, Hainsworth J, Heim W, Berlin J, Baron A, Grifflng S, Holmgren E, Ferrara N, Fyfe G, rogers B, Ross R, Kalbinavar F. - Bevacizumab plus irinotecan, fluorouracil, and leucovorin for metastatic colorectal cancer. N Engl J Med, 2004, 350(23):2335-42.

58. Fmstaci S, Gherlinzoni F, de Paoli A, Bonetti M, Azzarelli A, Comandone A, Olmi P, Buonadonna A, Pignatti G, Barbieri E, Apice G, Zmerly H, Serraino D, Picci P. - Quimioterapia adjuvante para sarcomas de tecidos moles das extremidades e cinturas em adultos: resultados do ensaio cooperativo italiano aleatório. J Clin Oncol, 2001, 19(5): 1238-47.

59. Strauss SJ, Me Tieman A, Driver D, Hall-Craggs M, sandison A, Cassoni AM, Kilby A, Michelagnoli M, Pringle J, Cobb J, Briggs T, Cannon S, Witt J, Whelan JS. - Single center experience of a new intensive induction therapy for Ewing's family of tumors: feasibility, toxicity, and stem cell mobilization properties. J Clin Oncol, 2003, 21(I5):2974-8L

60. Fata R, O'Reilly E, Ilson D, Pfister D, Leffel D, Keisen DP, Schwartz GK, Casper ES. - Paclitaxel no tratamento de pacientes com angiossarcoma do couro cabeludo ou da face. Cancro, 1999, 86(10):2034-7.

61. Judson I, Radford JA, Harris M, Blay JJ, van Hoesel Q, le Cesne A, van Oosterom AT, Clemens MJ, Kamby C, Hermans C, whittaker J, Donato di paola E, Verweij J, Nielsen S. - Randomised phase II trial of pegylated liposomal doxorubicin (DOXIL/CAELYX) versus doxorubicin in the treatment of advanced or metastatic soft tissue sarcoma: a study by the EORTC Soft Tissue and Bone Sarcoma Group. Eur J Cancer, 2001, 37(7):870-7.

62. Eiling S, Lischner S, Busch JO, Rothaupt D, Christophers E, Hauschild A. - Remissão completa de um angiossarcoma cutâneo radio-resistente do couro cabeludo através de tratamento sistémico com doxorrubicina lipossómica. Br J Dermatol, 2002, 147(1): 150-3.

63. van Oosterom AT, Mourisden HT, Nielsen OS, Dombernowski P, Krzemieniecki K, Judron I, Svancarova I, Spooner D, Hermans C, van Glabbeke,

Verweij J. - Resultados de estudos aleatórios do EORTC Soft Tissue and Bone Sarcoma Group (STBSG) com dois regimes diferentes de ifosfamida em quimioterapia de primeira e segunda linha em doentes com sarcoma avançado dos tecidos moles. Eur J Cancer, 2002, 38(18):2397-406.

64. D'Incalci M, Jimeno J. - Resultados pré-clínicos e clínicos com o produto natural marinho ET-743. Expert Opin Investig Drugs, 2003, 12(11): 1843-53.

65. Yovine A, Riofrio M, Blay JY, Brain E, Alexandre J, Kahatt C, Taamma A, Jimeno J, Martin C, Salhi Y, Cvitkovic E, Misset JL. - Estudo de fase II da ecteinascidina-743 em doentes com sarcoma de tecidos moles avançado pré-tratado. J Clin Oncol, 2004, 22(5):890-9.

66. Borden EC, Rosenbaum C, Enterline HT, Shiraki MJ, Creech RH, Lerner HJ, Carbone PP. Randomized comparison of three adriamycin regimens for metastatic soft tissue sarcomas. J Clin Oncol, 1987, 5(6):840-50.

67. Gerderblom H, Blay JY, Saldom BM, Leahy M, Ray-Coquard I, Sleijfer S, Kerst JM, Rutkowski P, Bauer S, Ouali M, Marreaud S, van der Streaaten RJ, Guchelaar HJ, Weitman SD, Hodendorn PC, Hohenberger P. Brostallicin versus doxorrubicina como quimioterapia de primeira linha em doentes com sarcoma de tecidos moles avançado ou metastático: um estudo de fase II aleatório e farmacogenético do Grupo de Sarcoma de Tecidos Moles e Ossos da Organização Europeia para a Investigação e Tratamento do Cancro. Eur J Cancer, 2014, 50(2):388-96.

68. Judson I, Radford JA, Harris M, Blay JY, van Hoesel Q, le Cesne A, van Oosterom AT, Clemons MJ, Kamby C, Hermans C, Whittaker J, Donato di Paola E, Verweij J, Nielsen S. Randomised phase II trial of pegylated liposomal doxorubicin in the tretment of advanced or metastatic soft tissue sarcoma: a study the EORTC Soft Tissue and Bone Sarcoma Group Group. Eur J Cancer, 2001, 37 (7): 870-7.

69. Lorigan P, Verwij J, Papai Z, Rodenhuis S, le Cesne A, Leahy MG, Radford JA, van Glabbeke MM, Kirkpatrick A, Hogendom PC, Blay JY. Phase III trial of two investigational schedules of ifosfamide compared with standard-dose doxorubicin in advanced or metastatic soft tissue sarcoma: a European Organisation for Research and Treatment of Cancer Soft Tissue and Bone Sarcoma Group Study. J Clin Oncol, 2007, 25 (21): 3144-50.

70. Maurel J, Lopez-Pousa A, de Las Penes R, Fra J, Martin J, Cruz J, Casado A, Poveda A, Martinez-trufero J, Balana C, Gomez MA, Cubedo R, Gallego O, Robio-Viqueira B, Rubio J, Andres R, Sevilla I, de la Cruz JJ, Del Muro VG, Buesa JM. Efficacy of sequential high-dose doxorubicin and ifosfamide compared with standarddose doxorubicin in patients with advanced soft tissue sarcoma: un open-label randomized phase II study of the Spanish group for research on sarcomas. J Clin Oncol. 2009; 27 (11): 1893-8.

71. Mouridsen HT, Bastholt L, Somers R, Santoro A, Bramwell V, Mulder JH, van Oosterom AT, Buesa J, Pinedo HM, Thomas D. Adriamicina versus epirrubicina em sarcomas de tecidos moles avançados. Um estudo aleatório de fase II/fase III do EORTC Soft Tissue and Bone Sarcoma Group. Eur J Cancer Clin Oncol, 1987, 23(10): 1477-83.
72. Nielsen OS, Dombernowsky P, Mouridsen H, Crowther D, Verveij J, Buesa J, Steward W, Daugaard S, van Glabbeke M, Kirkpatrick A, Tursz T. High-dose epirubicin is not an alternative to standard-dose doxorubicin in the treatment of sarcomas avançados dos tecidos moles. Um estudo do grupo de sarcoma de tecidos moles e ossos da EORTC. Br J Cancer, 1998, 78(12): 1634-9.
73. Smith LA, Cornelius VR, Plummer CJ, Levitt G, Verill M, Canney P, Jones A. Cardiotoxicidade dos agentes antraciclina para o tratamento do cancro: revisão sistemática e meta-análise de ensaios clínicos aleatórios. BMC Cancer, 2010, 10(6):337-9.
74. Casper ES, Gaynor JJ, Hajdu SI, Magil GB, Tan C, Friedrich C, Brennan MF. Um ensaio prospetivo aleatório de quimioterapia adjuvante com bolus versus infusão contínua de doxorrubicina em doentes com sarcoma dos tecidos moles das extremidades de alto grau e uma análise dos factores de prognóstico. Cancro . 1991, 68(6):1221-9.
75. Zalupsky M, Metch B, Balcezak S, Fletcher WS, Chapman R, Bonnet JD, Weiss GR, Ryan J, Benjamin RS, Baker LH. Phase III comparison and dacarbazine given by bolus versus infusion in patients with soft tissue sarcomas: Southwest Oncology Group study. J Natl Cancer Inst, 1991, 83 (13): 926-32.
76. Nielsen OS, Dombernowski P, Mourdisen H, Daugaard S, van Glabbeke M, Kirkpatrick A, Verweij J. Epirubicin is not superior to doxorubicin in the treatment of advanced soft tissue sarcomas. The Experience of the EORTC Soft Tissue and Bone Sarcoma Group. Sarcoma, 2000, 4(l-2):31-5.
77. D'Adamo DR, Anderson SE, Albritton K, Yamada J, Riedel E, Scheu K, Schwartz GK, Chen H, Maki RG. Estudo de fase II de doxorrubicina e bevacizumab em doentes com sarcomas metastáticos de tecidos moles. J Clin Oncol, 2005, 23(28):7135-42.
78. Tascilar M, Loos WJ, Seynaeve C, Verweij J, Sleijfer S. The pharmacologic basis of ifosfamide use in adult patients with advanced soft tissue sarcomas. Oncologist, 2007, 12(11):1351-60.
79. Lorigan P, Verweij J, Papai Z, Rodenhuis S, le Cesne A, Leahy MG, Radford JA, van Glabbeke MM, Kirkpatrick A, Hogendoorn PC, Blay JY. Phase III trial of two investigational schedules of ifosfamide compared with standard-dose doxorubicin in advanced or metastatic soft tissue sarcoma: a European Organisation for Research and Treatment of Cancer Soft Tissue and Bone Sarcoma Group Study. J Clin Oncol, 2007,

25 (21): 3144-50.
80. Ferraresi V, Ciccarese M, Cercato MC, Nuzzo C, Zeuli M, Di Filippo F, Giannarelli D, Cognetti F. Gemcitabina em dose fixa em doentes com sarcomas de tecidos moles avançados: um estudo mono-institucional de fase II. Cancer Chemother Pharmacol, 2008, 63(1): 149-55.
81. Patel SR, Gandhi V, Jenkins J, Papadopolous N, Burgess MA, Plager C, Plunkett W, Benjamin RS. Phase II clinical investigation of gemcitabine in advanced soft tissue sarcomas and window evaluation of dose rate on gemcitabine triphosphate accumulation. J Clin Oncol, 2001, 19(15):3483-9.
82. Leu KM, Ostruzka LJ, Shewach D, Zalupski M, Sondak V, Biermann JS, Lee JS, Couwlier C, Palazzolo K, Baker LH. Provas laboratoriais e clínicas de citotoxicidade sinérgica do tratamento sequencial com gemcitabina seguido de docetaxel no tratamento do sarcoma. J Clin Oncol, 2004, 22(9): 1706-12.
83. Maki RG. Gemcitabina e docetaxel no sarcoma metastático: passado, presente e futuro. Oncologista, 2007, 12(8): 999-1006.
84. D'Incalci M, Galmarini CM. Uma revisão da trabectedina (ET-743): um mecanismo de ação único. Mol Cancer Ther, 2010, 9(8):2157-63.
85. George S, Merriam P, Maki RG, van der Abbeele AD, Yap JT, Akurst T, Harmon DC, Buchar G, O'Mara MM, D'Adamo DR, Morgan J, Schwartz GK, Wagner AJ, Butrynski JE, Demetri GD, Keohan ML. Multicenter phase II trial of sunitinib in the tretment of nongastrointestinal stromal tumor sarcomas. J Clin Oncol, 2009, 27(19):3154-60.
86. Mahmood ST, Agresta S, Vigil CE, Zaho X, Han G, D'Amato G, Calitri CE, Dean M, Garrett C, Schell MJ, Antonia S, Chiappori A. Estudo de fase II do malato de sunitinib, um inibidor da tirosina quinase multiobjectivo, em doentes com sarcomas dos tecidos moles recidivantes ou refractários. Foco em três histologias predominantes: leiomiossarcoma, lipossarcoma e histiocitoma fibroso maligno. Int J Cancer, 2011, 129(8): 1963-9.
87. Von Mehren M, Rankin C, Goldblum JR, Demetri GD, Bromwell V, Ryan CW, Borden E. Fase 2 do Grupo de Oncologia do Sudoeste - ensaio intergrupo dirigido (S0505) de sorafenib em sarcomas de tecidos moles avançados. Cancro, 2012, 118(3):770-6.
88. Slejifer S, Ray- Coquard I, Papai Z, Le cesne A, Scurr A, Schoffski P, Collin F, Pandite F, Marreaud S, De Brauwer A, van Glabbeke M, Verwij J, Blay JY. Pazopanib, um inibidor da angiogénese multiquinase, em doentes com sarcoma avançado dos tecidos moles recidivante ou refratário: um estudo de fase II da Organização Europeia de Investigação e Tratamento do Cancro - Grupo de Sarcoma dos Tecidos Moles e dos Ossos (estudo EORTC 62043). J Clin Oncol, 2009, 27(19):3126-32.
89. Schuetze S, Wathen JK, Lucas DR, Chay E, Samuels BL, Staddon AP, Ganjoo

KN, von Mehren M, Chow WA, Loeb DM, Tawbi HA, Rushing DA, Patel SR, Thomas DG, Chang R, Reinke DK, Baker LH. SARC009: Estudo de fase 2 do dasatinib em doentes com sarcoma avançado, de alto grau, previamente tratado. Cancro, 2016, 122(6): 868-74.

90. Angulnik M, Yarber JL, Okuno SH, von Mehren M, Jovanovic BD, Brockestein BE, Evens AM, Benjamin RS. Um estudo multicêntrico aberto de fase II de bevacizumab para o tratamento de angiossarcoma e hemangioendoteliomas epitelioides. Ann Oncol, 2013, 24(l):257-63.

91. Verschraegen CF, Arias-Pulido H, Lee SJ, Movva S, Cerilli LA, Eberhardt S, Schmit B, Quinn R, Muller CY, Rabinowitz I, Pursy M, Snyder D, Bocklage T. Estudo de fase IB da combinação de docetaxel, gemcitabina e bevacizumab em pacientes com sarcoma de tecidos moles avançado ou recorrente: o regime Axtell.Ann Oncol, 2012, 23(3):785-90.

92. Ray - Coquard I, Le Cesne A, Whelan JS, Schoffski P, Bui BN, Verweij J, Marreaud S, van Glabbeke M, Hogendoom P, Blay JY. Um estudo de fase II de gefitinib para doentes com sarcoma sinovial avançado com expressão de HER-1 refratário a regimes contendo doxorrubicina. Oncologist, 2008, 13 (4):467-73.

93. Ha HT, Griffith KA, Zalupski MM, Schuetze SM, Thomas DG, Lucas DR, Baker LH, Chaugh R. Ensaio de fase II de ceftuximab em doentes com sarcomas de tecidos moles ou ósseos metastáticos ou localmente avançados. Am J Clin Oncol, 2013, 36(1): 77-82.

94. Pappo AS, Patel S, Croweley J, Reinke DK, Kuenkele KP, Chawla SP, Toner GC, Maki RG, Meyers PA, Chugh R, Ganjoo KN, Schuetze SM, Juergens H, Leahy MG, Geoerger B, Benjamin RS, Helman LJ, Baker LH. R 1507 um anticorpo monoclonal
anticorpo contra o recetor do fator de crescimento semelhante à insulina-1, em doentes com tumores da família do sarcoma de Ewing recorrentes ou refractários; resultados de um estudo de fase II da Sarcoma Alliance for Research through Collaboration. J Clin Oncol, 2011, 29(34): 4541-7.

95. Blady JY. Atualização do progresso na terapia de sarcoma com inibidores de mTOR. Ann Oncol, 2010, 22(2):280-7.

96. Yoo C, Lee J, Rha SY, Park KH, Kim TM, Kim YJ, Lee HJ, Lee KH, Ahn JH. Estudo multicêntrico de fase II de everolimus em pacientes com sarcomas ósseos e de tecidos moles metastáticos ou recorrentes após falha de antraciclina e ifosfamida. Invest New Drugs, 2013,31(6): 1602-8.

97. Chawla SP, Chua VS, Fernandez I, Quon D, Suraion A, Blakwelder WC, Hall FL, Gordon EM. Estudos de fase I/II e de fase II da administração de germes in vivo: Rexin-G intravenoso para sarcoma e osteossarcoma resistentes à quimioterapia. Mol Ther, 2009, 17 (9): 1651-7.

98. Duan JX, Jiao H, Kaizerman J, Stanton T, Evans JW, Lan L, Lorente G, Banica M, Jung D, wang J, Ma H, Li X, Yang Z, Hoffman RM, Ammons WS, Hart CP, Matteucci M. Potentes e altamente selectivas mostardas fosforamidais aquirais activadas por hipoxia como fármacos anticancerígenos, J Med Chern, 2008, 51 (8):2412-20.
99. Isseis RD, Linder LH, Verweij J, Wust P, Reichardt P, Schem BC, Abdel-Rahman S, Daugaard S, Salat C, Wendtuer CM, Vujaskovic Z, Wessalowski R, Jauch KW, Durr HR, Plomer F, Baur-Melnyk A, Mansmann U, Hiddemann W, Blay JY, Matteucci M. Organização Europeia para a Investigação e o Tratamento do Cancro Grupo de Sarcoma dos Tecidos Moles e dos Ossos EORC-STBSG, Sociedade Europeia de Oncologia Hipertérmica. Quimioterapia neo-adjuvante isolada ou com hipertermia regional para sarcoma de tecidos moles localizado de alto risco - um estudo multicêntrico aleatório de fase 3. Lancet Oncol, 2010, 11(6): 561-70.
100. Strander H, Turesson I, Cavallin-Stahl E. - Uma visão sistemática dos efeitos da radioterapia nos sarcomas dos tecidos moles. Ata Oncol, 2003, 42(5-6):516-31.
101. McCarter MD, Jaques DP, Brennan MF. Ensaios clínicos aleatórios em sarcoma de tecidos moles. Surg Oncol ClinN Am, 2002, 11(1): 11-22.
102. Janjan N, Crane C, Delclos M, Ballo M. - Braquiterapia para sarcoma de tecidos moles localmente recorrente . Am J Clin Oncol, 2002, 25 (1):9-15.
103. Yang JC, Chang AE, Baker AR, Sindelar WF, Danforth DN, Topalian SL, DeLaney T, Glatstein E, Steinberg SM, Merino MJ, Rosenberg SA. - Randomized prospective study of the benefit of adjuvant radiation therapy in the treatment of soft tissue sarcomas of the extremity. J Clin Oncol, 1998, 16(1): 197-203.
104. Rosenberg SA, Tepper J, Glatstein E, Cost J, Baker A, Brennan M, DeMoss EV, Seipp C, Sindelar WF, Sugarbaker P, Wesley R. The treatment of soft-tissue sarcomas of the extremities: prospective randomized evaluations of (1) limb-sparing surgery plus radiation therapy compared with amputation and (2) the role of adjuvant chemotherapy. Ann Surg, 1982, 196 (3):305-15.
105. Bean JD, Yang JC, Steinberg SM, Rosenberg SA, Rudloff U, Efficacy of adjuvant radiation therapy in the tretment of soft tissue sarcoma extremity. Acompanhamento de 20 anos do estudo prospetivo randomizado. Ann Surg Oncol, 2014, 21(8): 2484-9.
106. Haas RL, Gelderblom H, Sleijfer S, van Boven HH, Scholten A, Dewit L, Borst G, van der Hage J, Kerst JM, Nout RA, Hartgrink HH, de Pree I, Verhoef C, Steeghs N, van Coevorden F. Um estudo de fase I sobre a combinação de radioterapia neoadjuvante mais pazopanib em pacientes com sarcoma de tecidos moles das extremidades localmente avançado. Ata Oncol, 2015, 54 (8): 1195-201.

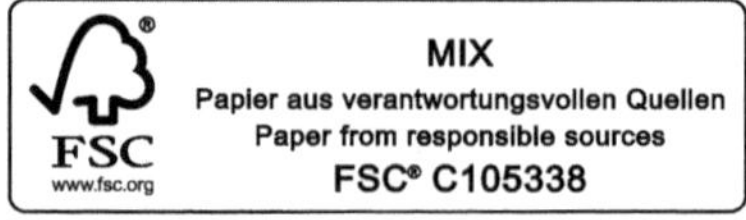

Printed by Books on Demand GmbH, Norderstedt / Germany